做自己的临床营养专家——老年篇

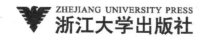

ZHEJIANG UNIVERSITY PRESS 浙江大学出版社

图书在版编目（CIP）数据

做自己的临床营养专家.老年篇/严静,郑培奋主
编. —杭州:浙江大学出版社,2015.10
ISBN 978-7-308-14930-3

Ⅰ.①做… Ⅱ.①严… ②郑… Ⅲ.① 老年人-临床
营养-基础知识 Ⅳ.① R459.3

中国版本图书馆CIP数据核字(2015)第171574号

做自己的临床营养专家——老年篇

严　静　郑培奋　主编

责任编辑	张 鸽
责任校对	潘晶晶
封面设计	续设计
出版发行	浙江大学出版社
	（杭州市天目山路148号　邮政编码310007）
	（网址:http://www.zjupress.com）
排　　版	杭州尚文盛致文化策划有限公司
印　　刷	杭州日报报业集团盛元印务有限公司
开　　本	880mm×1230mm 1/32
印　　张	10.875
字　　数	210千
版 印 次	2015年10月第1版　2015年10月第1次印刷
书　　号	ISBN 978-7-308-14930-3
定　　价	32.00元

前　言

人体的疾病大多是由人体损伤引起的,而人体的损伤大多可以通过及时补充适量的营养素得到相应的改善。从营养医学理论角度来讲,人体具有很强的自我修复能力,充足的营养素供给,有助于修复身体各处损伤,保持正常的健康状态。营养不良、营养过剩或紊乱能加快衰老的速度,而合理的营养有助于延缓衰老。目前,我国老年化进程逐步加快,由此带来的营养相关问题也日益显著。如何加强老年保健和防治各种老年性疾病,如何从营养学的角度探讨老年人的生理变化、研究老年人的营养和膳食结构等问题就显得日益重要。

通常情况下,可以按医生的处方吃药,即使你完全不懂,也可以遵循医嘱执行。但营养问题在很大程度上受到主观因素的影响。例如一条鱼,既可以清蒸,也可以红烧或油炸,不同的烹调方式所提供的营养就不一样。希望大家都能做自己的营养医生,把掌握的营养知识应用到实际中,有效提高自己的健康水平。

为此,结合营养素的基本特点、营养与疾病的关系和老年人的营养需求,我们以浙江医院营养科专家为主,以消化科、老年科等多学科专家为辅组成编写团队,共同编写了《做自己的

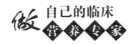

临床营养专家——老年篇》一书。

全书共分为七章,重点介绍了老年人的营养问题及常见疾病的营养治疗,并对这些营养性相关疾病的临床营养治疗指南做了解读,既适合广大老年朋友,也适合相关医学专业人士参考阅读,内容通俗易懂,图文并茂,具有较强的实用性。

【目　录】

第一篇　医生希望大家知道的知识

第二篇　营养医生会怎么做/现身说法

第一篇

医生希望大家知道的知识

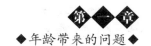

第一章　年龄带来的问题

第一节　　如何看待自己的年龄？

一、我是老年人吗？

人生匆匆数十载，有生有死，有老有幼，那么到底几岁才算是"老年"呢？早在数千年前，我们的先辈就有了精辟的结论。《礼记·礼上第一》记载："人生十年曰幼，学。二十曰弱，冠。三十曰壮，有室。四十曰强，而仕。五十曰艾，服官政。六十曰耆，指使。七十曰老，而传。八十、九十曰耄……百年曰期，颐。"大意是说，男子十岁称幼，开始入学读书；二十岁称弱，举冠礼后，就成年了；三十岁称壮，可以娶妻生子、成家立业了；四十岁称强，即可踏入社会工作了；五十岁称艾，能入仕做官；六十岁称耆，可发号施令，指挥别人；七十岁称老，此时年岁已高，应把经验传给世人，将家业交付给子孙管理了；八十岁、九十岁称耄……百岁称期，到了这个年龄，就该有人侍奉，颐养天年了。这正是古人根据长期的经验总结出的人生年龄划分。如今民间流传着"二十三十青少年，四十五十正当年（即壮年），六十七十满街转，八十九十不稀罕"的民谣，一般认为，60岁就是步入老年的分界线。

003

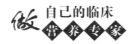

二、如何界定老年人?

对于老年人的划分标准,不同的国家和地区有其各自明确的界定(表1-1)。

表1-1　老年人的划分标准

编　号	来　源	定义标准	注　解
1	北美洲和欧洲等发达国家	65岁及以上	
2	世界卫生组织(WHO)	60岁及以上	60～74岁为年轻老年人 75～89岁为老老年人 90岁以上为长寿老年人
3	中华医学会老年医学学会	60岁及以上	

其实,这只是根据身份证的出生年月来界定人生的不同阶段,也就是使用最广泛的"实足年龄"①。除此之外,还有"生理年龄"②,它表示人的成长、成熟或衰老的程度,是一个人身体状况的年龄表现。由于人的生理功能衰退的程度与其年龄并非总是相符的,故生理年龄更为重要。而生理年龄的判断目前尚无统一标准,只能根据临床情况综合判断。我们常爱称呼身边

---

①实足年龄:即出生年龄或自然年龄,是指个体离开母体后在地球上生存的时间。

②生理年龄:亦称"生物年龄",泛指人达到某一时序年龄时生理和其功能所反映出来的水平,即与一定时序年龄相对应的生理及其功能的表现程度。

仍保留童心的老人家为"老顽童",这就是典型的心理年龄①小于实际年龄。还有一种叫"社会年龄"②,主要是指参与社会活动、为社会服务的年限,这种评估就比较复杂了。"老年"是具有个体特异性的概念,例如一个健康的80岁老年人的生理储备和代偿功能,可能等同于或优于一个65岁、患有很多疾病、健康状况不佳的老年人。因此,老年人的评估应结合性别、文化、生理、心理、基础疾病等各个方面进行。

第二节　　身体变化知多少?

一、哪些身体部件在变化?

柴米油盐酱醋茶,老树发新芽,枯木又开花,蹒跚学步转眼就只剩下了皱纹、白发。衰老是一个不可逆的自然过程,就像一辆汽车,随着使用年限的增加,各个零部件必然会逐渐老化、

---

①心理年龄:从一个人的行为尺度推导出来的其在环境变动的适应能力上所能达到的阶段。它常常被用来表示一个人心理衰老的程度。心理年龄以意识和个性为主要测量内容,一般分为3个时期:出生至19岁为未成熟期,20～59岁为成熟期,60岁以上为衰老期。心理年龄60岁以上的人被认为是老年人。心理年龄和实足年龄的含义是不一样的,也是不同步的。如实足年龄60岁的人,他的心理年龄可能只有四五十岁。

②社会年龄:又称社会学年龄,指参与社会活动、为社会服务的年限。一个人的社会年龄与他的实足年龄、生理年龄、心理年龄有密切关系,但又不完全受这些年龄的制约。

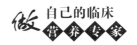

损耗,如果使用不当或养护不力,更会加速这一过程。随着年龄的增加,人体内各个组织、器官、系统将会出现一系列慢性、退行性的衰老变化,而结构、形态的变化必然带来器官生理功能的降低。

(一)我的身体部件怎么了? ——器官功能的变化

1.心血管系统如何变化?

心血管系统是人体的动力和运输系统。汽车没有发动机就不能运行,而心脏就相当于人体的"发动机"。在生命过程中,心脏始终不停地、有规律地跳动着。"心跳"实际上就是心脏有节奏地收缩和舒张。心肌的收缩产生动力,推动血液在"运输管道"——血管中流动,为器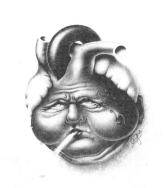官、组织提供充足的血流量,以供应氧、各种营养物质和激素等,并带走代谢产生的废物(如二氧化碳、无机盐、尿素和尿酸等),使人体维持正常运作。而心脏传导系统,由特殊的心肌纤维构成,是"司令官",能产生并传导冲动,使心肌协调地、规律地进行收缩。

(1)心肌老化:老年人的心肌逐渐萎缩,且发生纤维样变化,心肌纤维内脂褐质沉积,使心肌、心瓣膜及心内膜硬化,心肌收缩力以平均每年1%的速度下降,从而导致心脏泵效率下降,心脏向全身输送血液的效率降低。就如同发动机老化,能量输出的能力变弱了。

(2)心脏传导系统退化:传导系统的变化包括发出冲动的窦房结内的起搏细胞数目减少,传导系统钙化、纤维化等退行性改变,使得"指令"不能正确地传导,导致心跳的节律异常。75岁以后,窦房结起搏细胞减少约10%,导致自律性降低,故老年人心率较慢。

(3)血管老化:血管就像城市的自来水管道系统,它遍布全身,依运输方向可分为动脉、毛细血管与静脉。动脉起自心脏,不断分支,最后分成大量的毛细血管,分布到全身各组织和细胞之间。毛细血管再逐渐汇合成静脉,最后返回心脏。动脉和静脉是输送血液的管道,而毛细血管则是血液与组织进行物质交换的场所。每平方米人体皮肤包含19英尺(约5.8米)长的血管,血管总长6.2万英里(1英里=1.61千米)以上,如果全部首尾相接,大概可以绕地球2.5圈。血管的老化表现为血管硬化,50岁以后日趋明显。尤其是很多老年人的血管壁上脂肪沉积,使血管的弹性更趋下降,脆性增加,从而导致血管粥样斑块形成。这时,老年人的血管对血压的调节作用下降,其外周阻力增大,血压常常升高,一般以收缩压升高最为常见,舒张压也相应增高,故老年人易患高血压;血管脆性增加,管腔狭窄,血流速度减慢,使老年人发生心血管意外的概率明显增加,如脑出血、脑血栓等疾病的发病率明显高于年轻人。

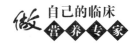
2.呼吸系统如何变化?

呼吸系统是人体的"换气扇",通过呼吸,机体不断地从外界吸入氧,由循环系统将氧运送至全身的组织和细胞,同时将细胞和组织所产生的二氧化碳再经过循环系统运送到呼吸系统并排出体外。因此,呼吸是维持机体新陈代谢和其他功能活动所必需的基本生理过程之一,

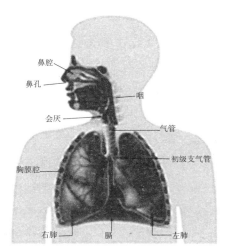

一旦呼吸停止,生命也将终止。呼吸系统由气体通行的呼吸道和气体交换的肺所组成。

(1)呼吸道的变化:呼吸道由鼻、咽、喉、气管、支气管和肺内的各级支气管分支组成。从鼻到喉这一段称上呼吸道;气管、支气管及肺内的各级支气管的分支,这一段为下呼吸道。老年人的鼻黏膜固有层内腺体萎缩,腺泡分泌功能减弱,分泌物减少。气管尤其是小气道管腔变狭,气流阻力增大,引起肺内含气量增多。呼吸道黏膜上有一类细胞叫纤毛上皮细胞,细胞顶部的纤毛组成一把"刷子",平时向咽部颤动,以清除尘埃和异物。老年人的气道黏膜细胞和纤毛逐渐脱落减少,纤毛的运动能力、排除异物能力及防御能力减弱;而小气道杯状细胞分泌亢进,以致黏液在呼吸道内滞留。同时,支气管淋巴细胞分泌免疫球蛋白的功能以及巨噬细胞的吞噬能力均下降,细菌容易在呼吸道内停留并繁殖,使老年人易患支气管炎。

(2)肺衰老和肺功能的变化:肺是具有弹性的海绵状器官,主要由反复分支的支气管及其最小分支末端膨大形成的肺泡共同构成,而肺泡是气体交换的主要场所。肺衰老的主要表现:肺萎缩,肺实质减少、重量减轻、含气量增加;肺泡数目随年龄增长而减少,肺泡面积也随之减小,30岁时的肺泡面积为70平方米,到70岁时下降为60平方米,气体交换能力减弱;肺弹性组织减少,使肺弹性降低,肺就像撑大了的气球,缩不回原样。

呼吸过程还需要呼吸肌的辅助。呼吸肌主要指膈肌和肋间肌,还包括腹肌、胸肌、背部肌及颈部肌肉。随着年龄增长,呼吸肌纤维减少、萎缩,肌力下降。

伴随着呼吸系统结构的衰老变化,肺功能也出现衰老。老年人由于肺通气功能和换气功能的显著下降、小气道的结构改变及与年龄有关的气流受限等因素的影响,其呼吸储备功能丧失,对运动的耐受力降低,容易发生缺氧和二氧化碳潴留。

3.消化系统如何变化?

消化系统是我们的"能源转换器"。它将食物消化成营养素,并将营养素吸收使之进入血液,为人体提供"能源",而将食物中未消化部分排出体外。消化系统主要由消化道和消化腺两大部分组成。消化道包括口腔、咽、食管、胃、小肠(十二指肠、空肠、回肠)和大肠(盲肠、结肠、直肠、肛管)等部分。消化

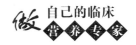

腺包括唾液腺、胃腺、肝脏、胰腺及肠腺，它们分别分泌不同的消化液，将各种复杂的营养物质分解为肠壁可以吸收的简单化合物，如将糖类分解为单糖，将蛋白质分解为氨基酸，将脂类分解为甘油及脂肪酸。然后，这些分解后的营养物质被小肠（主要是空肠）吸收后，进入体内的血液和淋巴液。古人云："年老者胃日弱，容纳少而传化迟。"也就是说，老年人的消化功能日渐减退，表现为各个消化器官的老化。

（1）口腔：是食物粉碎的主要场所，而牙齿则是嘴巴里的"石磨"。俗话说："牙好，胃口就好。"一方面，随着年龄的增长，牙齿磨损、牙龈萎缩、牙周膜变薄，最终牙齿逐渐脱落，同时，舌和咬肌萎缩，导致咀嚼无力，研磨功能大为减弱。另一方面，随着年龄的增长，口腔黏膜的角化增加，唾液腺萎缩，唾液分泌减少（老年人唾液分泌仅为年轻人的1/3），唾液中唾液淀粉酶等有用物质的活性降低，因而对淀粉的消化能力减弱。此外，味蕾减少，味觉减退，致食欲差，所以老年人能吃的食物种类和量越来越少，也导致了营养摄入不足。

（2）食管：主要由肌肉组成，随着年龄的增加，其肌肉收缩力同样减弱，食管蠕动幅度变小甚至停止。这意味着，吃进去的东西到了食管后，要经过很长的时间才能到达胃内进一步消化，即所谓的吞咽困难。

（3）胃肠道：黏膜萎缩，消化液分泌减少。从40岁起，胃蛋白酶原分泌明显减少。60岁以上的老年人中，约35%为盐酸偏低或缺乏，各种消化酶显著减少。同时，随着年龄的增长，胃肠

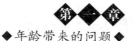

道平滑肌肌层变薄或萎缩,收缩力降低,使胃肠蠕动减弱,食物排空延迟,消化和吸收功能均大大减退。大肠黏膜萎缩,对水分的吸收能力下降,同时黏液分泌减少,肠蠕动缓慢,因而老年人不仅容易出现消化不良,而且常常伴有便秘。

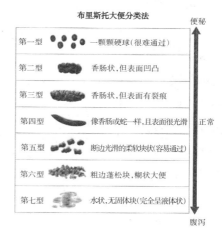

布里斯托大便分类法

第一型		一颗颗硬球(很难通过)	便秘
第二型		香肠状,但表面凹凸	
第三型		香肠状,但表面有裂痕	
第四型		像香肠或蛇一样,且表面很光滑	正常
第五型		断边光滑的柔软块状(容易通过)	
第六型		粗边蓬松块,糊状大便	
第七型		水状,无固体块(完全呈液体状)	腹泻

　　(4)肝脏、胆囊和胰腺:肝脏是一个有多种功能的大器官,其仅某些功能与消化有关。老年人肝脏质量减轻,肝细胞数减少,变性结缔组织增加,易造成肝纤维化和硬化;肝功能减退,合成蛋白能力下降,部分肝细胞的酶活性降低,肝解毒功能下降,易引起药物性肝损害。肝脏能分泌胆汁,并储存于胆囊,进餐时再由胆囊分泌入肠道。胆汁无法起到消化作用,但可以促进脂肪乳化,有利于脂肪的消化和吸收。随着年龄的增长,老年人的肝功能减退,胆囊变小,弹性降低,胆汁浓缩并含有大量胆固醇,导致脂肪消化吸收能力减弱,且易发生胆囊炎和胆石症。胰腺可分泌多种消化酶。随着年龄的增长,胰腺老化萎缩。50岁以后,胰液分泌量显著减少,胰蛋白酶的活力下降66%以上,胰脂肪酶减少20%~30%,严重影响淀粉、蛋白质、脂肪等的消化和吸收。

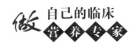

4.神经系统如何变化?

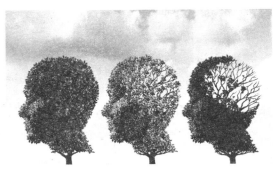

神经系统是人体的"指挥部",它的老化又有什么样的表现?首先是分量减少,包括大脑形态发生改变,如体积减小、重量逐渐减轻,以及神经元细胞①数量减少。一般认为,人出生后,脑神经细胞即停止分裂;自20岁以后,神经元细胞每年丧失0.8%,且随其种类、存在部位等的不同而选择性减少;到60岁时,大脑皮质神经和细胞数减少20%~25%,小脑皮质神经细胞减少25%;70岁以上老年人的神经细胞总数减少可达45%。其次是脑血流和耗氧量下降,主要的原因是脑血管动脉粥样硬化和血管壁萎缩性改变。第三就是神经递质②和受体③减少。第四是脊髓和周围神经改变。衰老与脊髓中神经元和胶质细胞的减少有关,老年人的周围神经有节段性脱髓鞘现象,末梢神经纤维和突触均减少。第五是生理功能的减退,比如通常所说的记

①神经元细胞:神经元,又称神经组织,是构成神经系统结构和功能的基本单位。
②神经递质:在突触传递中担当"信使"的特定化学物质。
③受体:一类存在于细胞膜或细胞内的,能与细胞外专一信号分子结合,进而激活细胞内一系列生物化学反应,使细胞对外界刺激产生相应效应的特殊蛋白质。

忆力减退、感觉功能减退、反应速度减慢等。

5. 泌尿系统有何特点?

泌尿系统由肾脏、输尿管、膀胱和尿道组成,它的主要功能是将机体代谢过程中所产生的各种无法利用或者有害的物质通过尿液排出体外。可以说,泌尿系统就是人体的"污水处理厂"。

(1)肾脏:是主要的排泄器官。血液经过肾小球时,除大分子蛋白质和血细胞外,其中大部分的尿酸、尿素、水、无机盐和葡萄糖等物质可通过这个"筛子",形成原尿。而后,原尿中对人体有用的全部葡萄糖、大部分水和部分无机盐,被肾小管重新吸收,剩下的则成了尿液进入肾盂。随着年龄的增长,肾脏萎缩变小,功能也会随之下降,包括以下几个方面:①肾小球滤过率、肌酐清除率明显降低。②肾小管的功能减退更为明显,重吸收、浓缩、稀释功能及维持细胞外液容量和电解质与酸碱平衡能力均明显降低。③肾内分泌功能下降,前列腺素分泌减少,导致血管萎缩和血流量减少。口渴知觉的降低,尿浓缩能力的下降,肾素对容量反应的减弱,使得老年患者在失血、呕吐、腹泻、胃肠减压等体液丢失情况下极易发展为低血容量,并出现低血压。肾脏稀释能力的减弱以及处理钠能力的下降,使得老年患者在大量输液时易出现水潴留及低钠血症;在有心血管疾病或中枢神经疾病时,易发展为肺水肿或脑水肿;而在限水或给予高钠饮食时,又可能出现高钠血症。肾脏分泌NH_4^+能力障碍,使得老年患者在发生酸中毒时,代偿能力明显下降。

(2)输尿管:上接肾盂,下连膀胱,是一条承上启下的细长

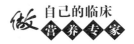

管道。尿液除了靠地心引力向外流出外,更多的是靠输尿管肌层的收缩排出体外。随着年龄的增长,输尿管肌层逐渐变薄,收缩能力下降,将尿液送入膀胱的速度随之减慢,容易发生反流而导致尿路感染。

（3）膀胱:是储存尿液的容器,也是排尿的动力"泵"。老年人膀胱肌肉萎缩,膀胱容量变小,支配膀胱的自主神经系统出现功能障碍,不能随意控制排尿。因而老年人易出现尿频、尿急、夜尿增多及尿失禁等情况,易并发急性尿潴留、尿路感染。

（4）尿道:是从膀胱通向体外的管道,男女有别。男性尿道细长,长约18厘米;女性尿道粗而短,长约5厘米。尿道肌肉萎缩、纤维化及括约肌松弛,常导致尿速减慢、残尿增加、尿失禁以及尿路感染。老年男性因前列腺增生肥大,更易出现排尿困难、尿频等尿路梗阻现象。

6.血液系统如何变化?

血液系统,包括骨髓、胸腺、淋巴结、脾脏等器官,以及通过血液运行散布在全身的血细胞。它负责血细胞的生成、调节和破坏。

（1）造血系统:《中华人民共和国献血法》第二条明确提出,国家提倡十八周岁至五十五周岁的健康公民自愿献血。对于献血为什么有这样的年龄要求呢? 原因在于,老年人的造血干细胞呈年龄损耗现象,造血功能减退,造血储备能力下降,对造血应激的反应能力减弱。

（2）止血系统:主要靠血小板,它是血液的有形成分之一。

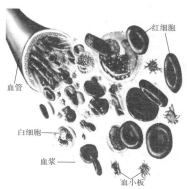

很多细胞的功能会随着年龄的增长而出现不同程度的退化。但是血小板不一样,老年人血小板的黏附和聚集活性增高,对聚集诱导剂的反应增强,易在损伤的血管内皮表面形成附壁血栓。

（3）血流动力学改变:老年人红细胞变形能力下降。血浆蛋白相对分子质量越大,血浆黏度越高。纤维蛋白原和纤维连接蛋白是大分子蛋白质,血浆纤维蛋白原和纤维连接蛋白含量的升高导致了老年人血浆黏度的增高。

7.内分泌系统如何变化?

内分泌系统是机体的重要调节系统,与神经系统相辅相成,共同调节机体的生长发育和各种代谢,维持人体内环境的稳定,并影响行为和控制生殖等。它的衰老遵循着一定的规律:①腺体萎缩,重量减轻。随着年龄的增长,内分泌脏器重量按胰腺、甲状腺、睾丸、肾上腺的顺序减轻。男、女性之间略有差异,男性以甲状腺重量减轻最为明显,女性以胰腺重量减轻最为明显。②结缔组织增生、纤维化。③血液供应减少。④绝大多数内分泌腺的功能减退,应激储备能力降低,靶细胞的亲和力下降,调节能力减弱。

（1）下丘脑和垂体:下丘脑是体内自主神经中枢,其功能衰退使各种促激素释放激素分泌减少或作用降低,接受下丘脑调

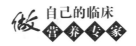

节的垂体及下属靶腺的功能也随之发生全面减退,从而引起衰老的发生与发展。

(2)甲状腺与甲状旁腺:两种腺体分别分泌甲状腺素和甲状旁腺素。随着年龄的增长,两者表现不一。甲状腺素分泌水平下降,甲状旁腺素功能增强。老年人的钙相对缺乏,甲状旁腺素的升高可以维持正常的血钙浓度。肾脏对甲状旁腺素的反应降低,甲状旁腺素介导肾脏合成1,25-二羟基胆骨化醇的功能就会受损,血中1,25-二羟基胆骨化醇减少,影响肠道对钙、磷的正常吸收。

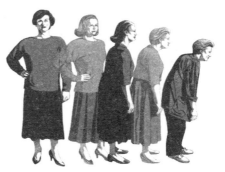

(3)肾上腺:位于两侧肾脏的上方,故得名。肾上腺皮质球状带主要分泌醛固酮,束状带主要分泌皮质醇,网状带主要分泌微量的肾上腺雄激素。肾上腺皮质以纤维化为退行性变的特征。皮质与髓质细胞减少,肾上腺素皮质的储备功能减退,对促肾上腺皮质激素(adrenocorticotropic hormone,ACTH)的反应性下降。随着年龄的增长,老年人肾上腺皮质功能减退,血及尿中类固醇激素及其代谢产物的含量减少,因此对外伤、感染等有害刺激的应激能力较差,保持内环境稳定的能力也较低。

(4)性腺:主要指男性的睾丸、女性的卵巢,两者均随着年龄的增长而出现萎缩,体现为睾丸萎缩变小和卵巢重量减轻,两者分泌的激素水平也随之降低。老年人,尤其是老年女性在绝经期后易患骨质疏松症。其主要原因就是雌激素分泌减少,不能对抗甲状旁腺的作用,使钙从骨中流失。

8.运动系统如何变化?

运动系统由骨、骨连接和骨骼肌三种器官组成。它的退行性变化是老年人运动能力降低的主要原因,包括骨量减少、骨关节活动能力减退、肌肉萎缩、肌力下降等。因而,老年人脊柱弯曲、关节僵硬、活动不灵活、骨骼变脆,并极易发生骨质疏松、骨折。

二、身体里的其他部分如何变化?

汽车运行需要机油的润滑;身体部件的运行,当然也需要润滑剂,那便是日常所说的代谢作用。年龄增大,代谢作用又会发生哪些变化? 随着年龄增长,体内代谢类型逐渐由合成代谢占优势转为劣势,分解代谢相对增强。糖、脂肪、蛋白质、无机盐以及能量代谢等均呈下降趋势。

1.能量代谢

基础代谢率下降,能量消耗呈逐渐减少趋势。据测定,人从出生后,组织耗氧与基础代谢就不断下降。与中年人比较,老年人降低10%～20%。

2.糖代谢

老年人糖代谢功能随年龄增长而下降。因胰岛素合成减少及胰岛 β 细胞对葡萄糖的敏感性降低,胰岛素结合部位及其

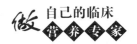

对胰岛素的亲和力降低,故老年人易患糖尿病。

3.脂代谢

血清总胆固醇和甘油三酯等的平均值均随年龄增长而升高。由于组织对脂蛋白的吸收和利用减少,而产生清除障碍;同时,随年龄的增长,脂质合成酶的活性增强,分解酶的活性降低。因而,组织中脂肪积累增多,细胞膜脂质含量增多。

4.蛋白质代谢

在衰老过程中,氨基酸转化速度明显变慢,故蛋白质合成代谢降低,包括酶和激素的生成。

5.水和盐代谢

水总量和细胞内液及所含钾、镁、磷、钙、维生素、微量元素等的生物利用率不足,导致骨质疏松、心脑血管病、癌症、糖尿病等慢性病的发生。

6.维生素代谢

维生素在调节代谢和延缓衰老过程中具有十分重要的作用。大多数维生素,尤其是水溶性维生素在体内不能合成和储存,必须由食物供给。老年人由于摄食量减少,消化吸收功能下降及疾病的影响,维生素的摄入量不足而易导致维生素缺乏。

三、老年营养的现代流行病学特点

衰老导致的生理变化使老年人易患营养不良。同时,多种急慢性疾病的并存、生活自理能力的下降、免疫功能的缺乏及某些医源性因素的存在,对住院老年患者营养状态的影响愈加明显。国内外临床资料表明,有独立生活能力的社区老年人中,营养不良发生率为5%～10%。老年住院患者中,营养不良发生率高达20.9%～61.0%,其中蛋白质-能量营养不良占60%,但被诊出率仅为36%,而获得营养支持者只有8%。

第三节　　如何面对这些问题?——老年人保健

一、衣

1.季节变化,注意保暖。老年人体温调节中枢功能减弱,尤其对寒冷的抵抗力和适应力下降,因此在气温变化、寒冷季节要特别注意保暖。

2.棉布衣物更舒适。老年人最好选择透气性和吸湿性好的纯棉织品,尽量避免对皮肤有刺激的化纤织品。

3.衣物鞋袜要宽松,有利于肢体血液循环。穿鞋宁可大一分也不能紧一寸。

4.忌久穿硬底鞋。硬底鞋缺乏弹性,老年人站立或行走稍久后,往往会有足踝、膝和腰部疼痛的感觉。老年人的鞋底要柔软舒适,以鞋底稍厚、鞋跟低平的圆头鞋子为上选。勤换鞋垫,避免鞋内潮湿引起脚部皮肤破溃。

5.衣服应经常洗涤,内衣裤更须勤洗勤换。

6.谚语,“春不减衣,秋不加帽”“冬不蒙首,春不露背”“春捂秋冻,到老不生病”。

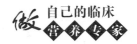

二、食

1. 老年人由于基础代谢率下降、体力活动减少和体内脂肪组织比例增加,对能量的需求相对减小,因此饭量应适当控制,吃饭应细细嚼、慢慢咽,吃七八分饱最好。

2. 食物应不过凉、不过热,柔软易消化。

3. 做菜少放盐、少放油,少吃咸菜,饮食以清淡为主。

4. 吃饭时间要有规律。

5. 每餐食物宜荤素搭配,以素食为主。

6. 主食宜粗细搭配,以粗粮为主。

7. 主食不吃过多,蔬菜不宜过少,水果不能或缺,但也不要贪食。

8. 每日可摄入500毫升牛奶、一个鸡蛋,既保证蛋白质,又补充钙质。

9. 饮水不可忽视,每日饮水2升以上可以促进新陈代谢。

10. 可以常食蜂蜜,常饮绿茶。蜂蜜不仅含有丰富的葡萄糖和果糖,还含有多种维生素和矿物质;绿茶中含有茶多酚等多种有益成分,能够抗衰老,改善记忆,调节血脂。

11. 忌烟少酒,少饮咖啡。

12. 应注意饮食、饮水卫生,严防"病从口入"。

三、住

1. 老年人的居住环境应舒适、简洁、干净。

2.室温以22～24℃较为适宜,室内湿度以50%左右为宜,光线不宜过强或过暗。

3.房间要经常通风,保持新鲜的空气,去除异味。卧室宜干勿潮,被褥应勤晒太阳,以杀菌除湿。

4.房间内的家具不宜过多,且家具的转角处应尽量用弧形,以免老年人碰伤。

5.床的高度应便于老年人上下床或活动,床的两旁最好有活动的护栏。

6.应妥善保管和处理有毒有害物品,如电源、煤气、火种、刀具。

7.阳台门及窗户应当加锁,防止坠楼。

8.应注意保持地面平整,注意瓷砖地防滑。

9.老年人皮肤感觉迟钝,应慎重使用电热毯和热水袋等。

10.浴室里应设有排风扇以便将蒸汽排除,以免湿度过高而影响呼吸。

11.要保证充足的睡眠,注重睡眠质量而非数量。午饭后,可以午睡一会儿,以养精蓄锐,使机体处于最佳状态。夏天午睡或夜卧都不可贪凉而睡于露天、屋檐下、走廊及窗前等风口处,更不可迎风而卧或久吹电风扇,以免引起头痛、头晕、腹痛、腹泻、关节酸痛和面部神经麻痹等。

12.老年人睡醒后不宜立即起床,动作要慢,要做到"三个半分钟",即清晨或夜间醒来后,平躺半分钟,在床上坐半分钟,双腿下垂床沿坐半分钟,最后再下地活动,以免血压骤变发生不测。

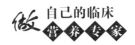

13.忌睡弹簧床。老年人睡弹簧床会使身体中段下陷,导致背部肌肉拉得太紧,加重腰肌劳损等。

14.忌长时间泡热水澡。在高于35℃的热水中长时间浸泡,会使人体的血管扩张,血液过多地流向体表和四肢,容易引起内脏和大脑缺氧,导致头晕、头痛、晕厥甚至突然发生脑卒中(俗称"中风")等。

四、行

1.坚持活动是健康长寿的关键,方式因人而异。老年人可根据自身健康状况,选择适宜的运动项目,如散步、慢跑、游泳、跳舞、球类运动、太极拳与气功等。

2.活动强度要适宜,要循序渐进、持之以恒。增加运动强度和时间应宁慢勿快,应及时休息,不要让身体感到疲劳。

3.锻炼时,运动场地尽可能选择空气新鲜、安静清幽的公园、庭院、湖滨等地,可吸入较多的负离子,提高摄氧量,有助于刺激脑细胞,防止脑细胞退化。

4.经常晒晒太阳,有助于维生素D的吸收,保持大脑的敏锐性。

5.注意气候变化,恶劣天气不外出。夏日高温,若必须外出,要采取防护措施,比如打遮阳伞、戴凉帽,还可带风油精、清凉油、花露水等,以便中暑时急用。冬季严寒,外出时,衣物要足够保暖,注意防跌倒和感冒。

6.夏季户外运动时间应选择较凉快的傍晚时间活动,冬季户外运动时间则以下午有阳光的天气较适宜。

7.忌行动过快、过猛。老年人协调能力减弱,身体不易保持平衡,对危险环境及突发事件难以迅速判断和避让。因此,老年人行走时,步子应慢;改变身体姿势时的动作不应过快、过猛;回头看东西时,也不能转得太急,以防颈椎和腰椎扭伤。

8.忌娱乐时间太长。老年人的血管已有不同程度的硬化,打牌、下棋、搓麻将等娱乐时间过长,会导致精神过分紧张和疲劳,使肾上腺素分泌增加,导致血压升高,极易造成血管突发破裂或诱发心肌梗死等急病症,因此娱乐时间不宜太长。

9.忌空腹晨练。经过一夜睡眠,人体的呼吸器官及皮肤散发了部分水分,尿液的形成也会使机体失去不少水分,故血液的浓度较高。如果此时空腹去晨练,浓缩的血液运行不畅,就会增加心脏、大脑及肝脏的负担,极易出现心肌梗死、脑卒中、肝功能损害等病症。因此,晨起应喝一杯温开水,最好不要在早晨或上午锻炼。

五、思

1.子女应多与父母交流,主动关心老年人的身体和心理情况。

2.老年人要与外界多沟通交流,多参加一些集体活动,建立自己的存在感。

3.老年人要有自己的娱乐爱好,丰富老年生活,这不仅能打发时间,还能愉悦身心。

4.坚持锻炼身体,强健体魄,参加打太极、做广播操等温和

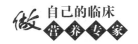

运动。饭后半小时散步还有助于胃肠消化。

5.保证充足的睡眠,睡前喝牛奶、适当按摩、放松身心可提高睡眠质量。

6.注重饮食的营养均衡,多吃含锌、铁、硒等营养物质丰富的食物,如牡蛎、猪肝、小麦、芦笋等。锌可改善味觉,提高食欲;铁可改善失眠的症状,预防耳鸣、耳聋;硒可延缓衰老,提高身体免疫力,预防一些老年疾病。

六、医

1.老年疾病重防治。老年人至少每年应体检一次。体检前,仔细思考自己的身体近段时间有何不适,并与医生认真沟通,除常规体检外,着重检查明显感觉不适的身体部位。体检前一周不要刻意改变饮食习惯,并避免体检当天早晨运动,以免影响血糖、甘油三酯或转氨酶等多项指标的检测。

2.慢性病患者要定期检查,并及时治疗,控制病情的发展。

3.老年人心理支持很必要。进入老年期后,退休、丧偶、亲朋好友去世、慢性疾病折磨、身体功能受限以及经济状况的改变等,都会给老年人造成精神上的压力,如果应对不当,将给老年人的身心健康造成危害。焦虑、抑郁、孤独和自卑等是老年人常见的心理问题。应对这些不良的心理问题,老年人首先应当勤用脑,使脑细胞不断接受信息刺激,以延缓脑的衰老和脑功能的退化。其次,在日常生活中,应培养广泛的兴趣爱好,如书法、绘画、下棋、摄影、园艺、烹调、旅游、钓鱼等,丰富生活,陶

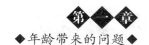

冶性情,这样可以有效地帮助自己摆脱失落、孤独、抑郁等不良情绪。此外,子女应当经常看望或联系父母,让老年人得到天伦之乐的慰藉。

4.季节更替、天气变化时,注意预防常见病。春、秋、冬季,老年人极易发生咳嗽、流感、慢性支气管炎、胃病、风湿病、哮喘及心脑血管疾病等;夏季,常见中暑、肠炎、痢疾等。

5.身体若有不适,及早就医或咨询。老年人常患有多种慢性病,且机体器官功能衰退,代偿能力差。当出现不适时,应尽快就医,及时阻断疾病进展,避免诱发其他并发症或加重原有其他疾病。

6.身体若有不适,要到正规医院或诊所就医咨询,切忌轻易听信广告、非专业医护人员的建议。

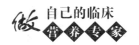

第二章 这些营养知识,你知道吗?

第一节 基本概念

一、营 养

从字义上讲,"营"的含义是谋求,"养"的含义是养生,营养就是谋求养生。养生是我国传统医学中使用的术语,指保养、调养、颐养天命。用现代科学的语言具体地描述"营养":营养是机体摄取食物,经过消化、吸收、代谢和排泄,利用食物中的营养素和其他对身体有益的成分,构建组织器官,调节各种生理功能,维持正常生长、发育和防病保健的过程。

二、营养学

营养学是研究膳食、营养素及其他食物成分对健康影响的科学。研究内容包括营养素及其他食物成分在人体中消化、吸收、利用与排泄的过程及其对人体健康、疾病的作用,营养素之间的相互作用和平衡,营养素需要量和膳食营养素参考摄入量,营养缺乏病和营养相关慢性病的预防和营养治疗,特殊人群和特殊环境下的营养,食物的营养素保存和营养素强化,植物化学物与保健食品,社区营养管理和营养教育,食物营养政策和营养法规等。

三、营养素

营养素是机体为维持生存、生长发育、生理功能、体力活动和健康,以食物的形式摄入的一些所需要的物质。人体所需的营养素有蛋白质、脂类、碳水化合物、矿物质、维生素、水和膳食纤维,共七大类。这些营养素中,一部分不能在体内合成,必须从食物中获得,称为"必需营养素";另一部分营养素可以在体内由其他食物成分转换合成,不一定需要从食物中直接获得,称为"非必需营养素"。

蛋白质、脂类、碳水化合物因为需要量多,在膳食中所占的比重大,被称为宏量营养素;矿物质和维生素因需要量较少,在膳食中所占的比重小,被称为微量营养素。矿物质又分为常量元素和微量元素,常量元素在人体内含量相对较多,微量元素在人体内含量很少。

除了营养素外,食物中还含有许多其他成分。例如膳食纤维和若干生物活性物质。这些成分也都有重要的生理功能或一定的保健作用。

四、食物和药物的区别

食物和药物都经口摄入,但被人体摄入后所起的作用不同。食物表现为营养功能,可提供能量和营养素,使人在享受美味的同时保持健康;药物主要起治疗作用,一般无营养作用,往往还有副作用。药食同源的食物,如大枣、薏仁等,既有治疗作用,也有营养功效。

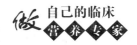

五、食物与营养素的关系

食物中的有效成分,即其中能被机体消化、吸收、利用的物质是营养素,可以说食物是营养素的载体,是含有多种营养素的混合物。

六、饮　食

饮食是由多种食物组成的,如每天食用的三餐。饮食与人体健康有密切关系。对正常人来说,平衡饮食是促进健康的根本保证;对患者来说,是改善代谢、消除病因、营养治疗、缩短病程、进行综合治疗的重要手段。不平衡饮食,短期可降低抵抗力、生活质量以及学习和工作效率;长期可引起疾病,甚至加重疾病。

七、营养性疾病

营养性疾病指因体内各种营养素过多或过少,或营养素不平衡引起的疾病,也包括那些以营养因素为主要病因、以营养疗法为主要治疗手段的疾病。在发展中国家,营养性疾病以营养不足为主,如缺铁性贫血、佝偻病、维生素和矿物质缺乏病等;而在发达国家,营养性疾病以营养过剩为主,如糖尿病、肥胖、高脂血症、高胆固醇血症、心脑血管疾病、痛风、癌症等。在我国,既有营养缺乏病,又存在营养失调或过多症,数种情形同时并存。

八、肠内营养与肠外营养

营养家族博大精深,成员众多,支撑着整个人体的行为活动。按营养途径,通常我们将营养家族分为肠内营养(enteral nutrition,EN)与肠外营养(parenteral nutrition,PN)两大族系,它们也是营养家族最为重要的成员,供给生命活动所需的能量及各种营养物质。

我们通常所说的肠内营养是指经胃肠道提供日常代谢所需的营养物质及其他各种营养素的营养支持方式,它主要包括经口进食的一日三餐,以及由于疾病或者其他因素不能经口进食但胃肠道功能尚存的经导管进食。依靠导管提供营养物质时,主要有经鼻腔插管输送营养物质到胃内的鼻胃管,经鼻腔插管输送营养物质到十二指肠或空肠的鼻十二指肠管、鼻空肠管以及长期靠导管支持的胃空肠造瘘管等。

肠外营养是指从静脉内供给营养,作为手术前后及危重患者的营养支持。肠外营养的途径包括周围静脉营养和中心静脉营养。经静脉途径供应的患者所需要的营养要素主要包括热量(葡萄糖、脂肪乳)、必需和非必需氨基酸、维生素、电解质及微量元素,它们使患者在不进食的状况下仍可以维持营养状况、增加体重和愈合创伤。肠外营养可分成完全肠外营养(total parenteral nutrition,TPN)和部分肠外营养两种。完全肠外营养指全部营养需求均由静脉输注提供,而无任何肠内营养摄入。完全肠外营养必须包括所有必需营养素(氨基酸、碳水化合物、

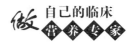

脂肪、电解质、维生素及微量元素),且按需要量提供。部分肠外营养指患者所接受的部分营养经胃肠道提供,其余由肠外营养途径提供。

第二节　　营养与健康的关系

食物中的七大营养素(碳水化合物、蛋白质、脂肪、维生素、矿物质、水、膳食纤维)及营养素以外的生理活性物质都是维持人的生命不可缺少的,尤其对保持健康、减少或避免慢性非传染性疾病有重要影响。如冠心病、癌症、糖尿病、肥胖及高血压等均属于这类慢性疾病,它们的发病因素与饮食的模式密切相关。因此,认识饮食与疾病的相关性,进食时选择恰当的、适合自己的食物是保障自身健康的根本。

人们摄入的主要食物种类以及数量的相对构成即称为膳食模式。膳食模式是膳食质量与营养水平的物质基础,也是衡量一个国家和地区的农业发展水平和国民经济发展程度的重要标志。经济、文化和科学发展水平不同的社会和人群,它们的膳食模式各有不同。膳食模式不同主要取决于人体对营养素的生理需求和社会生产供应条件,同时还受到人们饮食习惯和营养健康意识的影响。食物的主要来源分为植物和动物两大类。我国传统的饮食习惯是以五谷杂粮和薯类为主食,以蔬菜为主要副食,畜肉及禽蛋类次之,乳类较少。这样的膳食模式优于西方发达国家以动物性食品为主的膳食模式。然而,近

10年来我国大城市中的居民饮食进入了某些误区,肉类的进食量过多,相应的动物脂肪的量也过多,而五谷杂粮及蔬菜的摄入量减少,再加之食物加工过于精细,造成食物中营养素的损失和营养素摄入的种类及数量的不平衡,从而引发了一些"富贵"病。同时,胃肠运动功能减退、各种消化酶分泌减少、消化功能下降等诸多器官功能的改变,直接影响营养素的吸收和代谢,从而容易导致老年人营养不良。进入21世纪,人们应该正确地调整自己的饮食模式,科学进食,使自己具备健康的体魄,得以健康和长寿。

第三节　　营养家族秘密知多少

一、营养家族各分类的成员

(一)碳水化合物

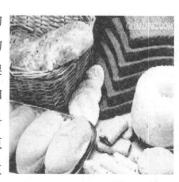

　　碳水化合物是最早被发现的营养素之一,广泛存在于动植物中,包括构成动植物体结构的骨架物质,如膳食纤维、果胶、黏多糖和几丁质,以及为能量代谢提供原料的物质,如淀粉、糊精、菊糖和糖原等。碳水化合物是人体能量的主要来源,对人体的营养有着重要作用。人类饮食中一般含有三

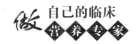

种类型的碳水化合物:单糖、双糖及多糖。肠外营养中的碳水化合物主要有葡萄糖、果糖、麦芽糖、木糖醇、乳果糖等。

单糖是最简单的碳水化合物,人类饮食中最主要的单糖是葡萄糖和果糖。双糖是指每分子能水解成两分子单糖的糖,如蔗糖、麦芽糖、乳糖等。人类饮食中有两种形式的双糖可被机体利用,分别是蔗糖和乳糖。多糖是指每分子能水解成10个以上单糖分子的糖。大分子的多糖包括直链淀粉、支链淀粉和糖原。直链淀粉由葡萄糖单位连接而成的长链组成,易老化;而支链淀粉由高度分支的长短不等的葡萄糖链组成,容易糊化。这两类多糖主要分布在植物性食物中。动物细胞中多糖的主要储存形式是糖原。食物中碳水化合物被消化后产生的葡萄糖,以及肠外营养中的葡萄糖、果糖等被吸收后,有一部分以糖原的形式储存在肝脏和肌肉中,被称为肝糖原和肌糖原。肝糖原储存了机体1/3的糖原,储存量不大,主要用于维持血糖水平的相对稳定。肌糖原是骨骼肌中随时可动用的储备能量,用来满足骨骼肌在紧急情况下的需要。

(二)蛋白质与氨基酸

蛋白质是机体细胞、组织和器官的重要组成物质,是功能因子和调控因子的重要组成成分,是一切生命的物质基础。而一切生命的表现形式,本质上都是蛋白质功能的体现,没有蛋白质就没有生命。一个体重70千克的健康成年男性体内,大约含有12千克蛋白质。人体内的蛋白质始终处于不断水解和不断合成的动态平衡之中,从而达到组织蛋白质更新和修复的目的。一般来说,成人体内每天约有3%的蛋白质被更新,肠道和骨髓内的蛋白质更新速度较快。

蛋白质分子是由氨基酸构成的生物大分子,而构成人体蛋白质的氨基酸有20种。其中,有9种氨基酸是人体内不能合成或合成速度不能满足机体需要,必须从食物中直接获得的,我们称之为必需氨

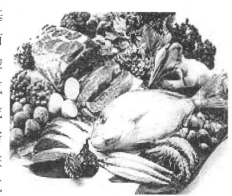

基酸。它们分别为异亮氨酸、亮氨酸、赖氨酸、蛋氨酸、苯丙氨酸、苏氨酸、色氨酸、缬氨酸和组氨酸。另外,半胱氨酸和酪氨酸在体内分别由蛋氨酸和苯丙氨酸转变而成,如果膳食中能直接提供半胱氨酸和酪氨酸,则人体对蛋氨酸和苯丙氨酸的需要可分别减少30%和50%。因此,半胱氨酸和酪氨酸这类可减少人体对某些必需氨基酸需要量的氨基酸,称为条件必需氨基酸。

(三)脂类与脂肪乳剂

脂类包括脂肪和类脂,是一类化学结构相似或完全不同的有机化合物。人体脂类总量占体重的10%~20%。脂肪是体内重要的储能和供能物质,约占体内脂类总量的95%;类脂主要包括磷脂和固醇类,约占全身脂类总量的5%,是细胞膜、机体组织

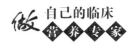

器官尤其是神经组织的重要组成成分。脂类也是膳食中重要的营养素,烹调时赋予食物特殊的色、香、味,可增进食欲,适量摄入对满足机体生理需要,促进维生素A、维生素E等脂溶性维生素的吸收和利用,以及维持人体健康起着重要作用。

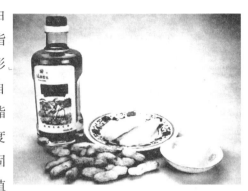

食物中脂类主要由甘油三酯构成,三分子脂肪酸与一分子的甘油形成甘油三酯。通常,来自动物性食物的甘油三酯由于碳链长、饱和程度高、熔点高,常温下呈固态,故被称为脂;来自植物性食物中的甘油三酯由于不饱和程度高、熔点低,故被称为油。甘油三酯分子中的三个脂肪酸,其结构不完全相同,在自然界中还未发现由单一脂肪酸构成的甘油三酯。脂肪因其所含的脂肪酸链的长短、饱和程度和空间结构不同,而呈现不同的特性和功能。

脂肪乳剂是肠外营养的重要成员,主要适用于需要高热量的患者(如肿瘤、慢性阻塞性肺病等)、肾损害患者、禁用蛋白质的患者和由于某种原因不能经胃肠道摄取营养的患者。

(四)矿物质、电解质及微量元素

人体组织中含有自然界各种元素,其元素的种类和含量与其生存的地理环境表层元素的组成及膳食摄入量有关。这些元素中,除了组成有机化合物的碳、氢、氧、氮外,其余的均被称为矿物质,亦称无机盐或灰分。按照化学元素在机体内含量的多少,通常将矿物质元素分为常量元素和微量元素两类。凡体内含量大于体重0.01%的矿物质被称为常量元素或宏量元素,它包括钙、磷、钠、钾、硫、氯和镁等;凡体内含量小于体重0.01%的矿物质被称为微量元素。根据目前对微量元素的研究进展,有20余种元素被认为是构成人体组织、参与机体代谢、维持生理功能所必需的,其中,铁、铜、锌、硒、铬、碘、钴和钼被认为是必需微量元素;锰、硅、镍、硼、钒为可能必需微量元素;氟、铅、镉、汞、砷、铝、锡和锂为具有潜在毒性,但低剂量可能具有功能作用的微量元素。当然,把元素定义为必需或者有毒并不恰当,因为任何一种物质都有潜在的毒性,关键在于人群所暴露的剂量。其他微量元素为功能未知元素或是偶然进入人体的非必需元素。

　　矿物质也是我们人体不可或缺的营养素。如果身体缺少矿物质,就无法正常发挥人体功能,比如老年人容易因缺钙而患骨质疏松症,女性容易因缺铁导致贫血。此外,锌和钾也是我们体内较易缺乏的营养素。但矿物质在体内不能合成,必须从外界摄取,食物和水是机体摄入矿物质的主要来源。同时,矿物质在体内分布极不均匀,如钙和磷主要分布在骨骼和牙齿中,铁分布在红细胞中,碘集中在甲状腺,钴分布在造血系统中,锌分布在肌肉组织中等。矿物质之间存在协同或拮抗作用。一种矿物质元素可影响另一种矿物质元素的吸收或改变其在体内的分布,特别是对彼此的吸收影响更显著。某些微量元素在体内的生理剂量与中毒剂量的范围较窄，摄入过多易产生毒性作用。

(五)维生素

维生素是生物生长和代谢所必需的微量有机物，为人体重要的生理调节物质，这类物质通常在体内不能合成，必须要靠食物摄取。按溶解度，维生素可分为脂溶性维生素和水溶性维生素两类。脂溶性维生素是指不溶于水而溶于脂肪及有机溶剂（如苯、乙醚及氯仿等）的维生素，包括维生

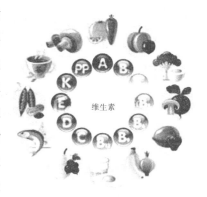

维生素

素A、D、E、K。它们在食物中常与脂类共存，其吸收与肠道中的脂类密切相关，易储存于体内（主要在肝脏），而不易排出体外（除维生素K外）。因此，脂溶性维生素摄取过多，易在体内蓄积而导致毒性作用。水溶性维生素是指可溶于水的维生素，包括B族维生素（维生素B_1、B_2、PP、B_6、B_{12}，叶酸，泛酸，生物素等）和维生素C。水溶性维生素在体内仅有少量储存，较易自尿中排出，但维生素B_{12}除外。

(六)膳食纤维

膳食纤维主要存在于植物性食物的细胞壁中，是不能被人体消化道酶分解的多糖类及木质素，在消化系统中有吸收水分

的作用。膳食纤维能增加肠道及胃内食物的体积,既可增加饱腹感,又能促进肠胃蠕动,可缓解便秘。老年人经常食用膳食纤维含量丰富的食物有助于排便。膳食纤维含量丰富的食物主要有蔬菜、水果及粗粮等。

(七)水

水是一切生物的生命之源,是我们人体不可或缺的重要物质。水占成人体重的60%~70%,是人体细胞的重要组成成分。

二、营养成分进入体内的途径及本领

(一)碳水化合物

1.碳水化合物的消化吸收

碳水化合物的消化吸收分为两个主要形式:小肠消化和结肠发酵。碳水化合物的消化从口腔开始。口腔分泌的唾液中含有α-淀粉酶,可部分水解碳水化合物。胃液不含任何能水解碳水化合物的酶,其所含的胃酸只能水解少量碳水化合物。消化吸收主要在小肠中完成。葡萄糖的吸收机制可分为三个途径:主动吸收、被动吸收以及通过细胞间隙直接吸收。其中,主动吸收是主要的吸收途径。一般而言,单糖直接在小肠消化吸收;双糖经酶水解后再吸收;一部分寡糖和多糖水解成葡萄糖后吸收。小肠内不被消化的碳水化合物到达结肠后,被结肠菌群分解,产生氢气、甲烷、二氧化碳和短链脂肪酸等,该过程称为发酵。发酵也是消化的一种方式,还可促进肠道一些特定菌

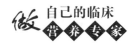

群(如双歧杆菌、乳酸杆菌等)的生长繁殖。

2.碳水化合物的功能及需要量

机体中碳水化合物的存在形式主要有三种,即葡萄糖、糖原和含糖的复合物,碳水化合物的生理功能与摄入食物中碳水化合物的种类和在机体内存在的形式有关。肠内与肠外营养中,碳水化合物在体内主要发挥着供能、参与构成机体的组织结构、调节血糖、节约蛋白质和抗生酮等作用。

(1)提供能量:碳水化合物是人体最经济和最主要的能量来源,通常机体所需的50%以上的能量由碳水化合物提供。碳水化合物以葡萄糖为主供给机体各种组织能量,通常每克葡萄糖在体内氧化可以产生4千卡(1千卡=4.1868千焦)的能量。葡萄糖在体内释放能量较快,供能也快,是神经系统和心肌的主要能源,也是肌肉活动时的主要燃料,对维持神经系统和心脏的正常供能、增强耐力、提高工作效率有重要意义。

(2)构成组织结构及生理活性的物质:碳水化合物是构成机体组织的重要物质,并参与细胞的组成和多种活动。每个细胞都有碳水化合物,主要以糖脂、糖蛋白和蛋白多糖的形式存在,分布在细胞膜、细胞器膜、细胞质以及细胞间基质中。糖结合物还广泛存在于各组织中,如脑和神经组织中含大量糖脂。糖脂是细胞与神经组织的结构成分之一。糖与蛋白质结合生成的糖蛋白,如黏蛋白与类黏蛋白,是构成软骨、骨骼和眼球的角膜及玻璃体的成分之一;某些酶,如核酸酶等,也是糖蛋白。一些具有重要生理功能的物质(如抗体、酶和激素)的组成也需碳水化合物的参与。

（3）调节血糖:碳水化合物摄入多,血糖上升得高。食物对血糖的调节作用主要在于食物消化吸收速率和利用率。碳水化合物的含量、类型和摄入总量是影响血糖的主要因素。不同类型的碳水化合物,即使摄入的总量相同,也会产生不同的血糖反应。食物中消化快的淀粉、糖等成分,可以很快经小肠吸收并升高血糖水平;而一些抗性淀粉、寡糖或其他形式的膳食纤维,则在4小时内不显著升高血糖,而是一个持续缓慢释放的过程。这是因为抗性淀粉只有进入结肠经细菌发酵后才能被吸收,对血糖的应答影响缓慢而平稳。因此,对于糖尿病患者,在膳食中合理使用和调节碳水化合物的量是关键因素。

（4）节约蛋白质作用和抗生酮作用:当膳食中碳水化合物供应不足时,机体为了满足自身对葡萄糖的需要,会通过糖原异生作用产生葡萄糖,不需要动用蛋白质来供能,即碳水化合物具有节约蛋白质的作用。碳水化合物供应充足,体内就会有足够的三磷酸腺苷(adenosine triphosphate,ATP)产生,也有利于氨基酸的主动转运并预防蛋白质的消耗。脂肪在体内分解代谢,需要葡萄糖的协同作用。当膳食中碳水化合物供应不足时,体内脂肪或食物脂肪被动员并加速分解为脂肪酸来供应能量。在该代谢过程中,由于草酰乙酸不足,脂肪酸不能彻底氧化而产生过多的酮体,酮体不能及时被氧化而在体内蓄积,以致产生酮血症和酮尿症。膳食中若包含充足的碳水化合物,则可以防止上述现象发生,因此碳水化合物具有抗生酮作用。

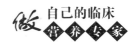

许多国家推荐碳水化合物参考摄入量不低于总能量的55%，同时也不宜高于总能量的80%。2000年，中国营养学会结合中国膳食实际和研究进展，建议除2岁以下的婴幼儿外，碳水化合物提供能量应占膳食总能量的55%～65%，还应含有多种不同种类的碳水化合物。同时应限制纯热能食物（如糖）的摄入量，以保障人体能量充足和营养素的需要。

碳水化合物含量丰富的食物主要有面粉、大米、玉米、土豆及红薯等。粮谷类中，碳水化合物含量为60%～80%；薯类中，碳水化合物含量为15%～29%；豆类中，碳水化合物含量为40%～60%。单糖和双糖的来源主要是白糖、糖果、甜食、糕点、水果、含糖饮料和蜂蜜等。全谷类、蔬菜、水果等还富含膳食纤维，一般含量在3%以上。

那么，老年人每天需要进食多少量的碳水化合物，也就是每天需要进食多少的主食呢？我们一般建议老年人一天的主食在200～300克，其中粗粮、杂粮50～100克，这样粗细搭配能保证营养的均衡。

3.碳水化合物与肠外营养

肠外营养中最常见的碳水化合物为葡萄糖和果糖，提供的能量均为4千卡/克。果糖适用于糖尿病和糖耐量异常的老年外科患者。小剂量补充果糖有利于老年外科患者康复，但是并不能完全替代葡萄糖，因为脑细胞和红细胞是不能直接利用果糖作为其能量来源的。肠外营养中碳水化合物的需要量亦遵循肠内营养原则，应占总能量的50%～60%。同时，葡萄糖等的浓度需要从低浓度开始,逐渐增加到需要量,输注速度也不应太快,并需要监测患者血糖,必要时使用胰岛素。

(二)蛋白质与氨基酸

1.蛋白质与氨基酸的消化、吸收

膳食中,蛋白质消化从胃开始。胃中的胃酸(主要为盐酸)先使蛋白质变性,破坏其空间结构以利于酶发挥作用,同时胃酸可激活胃蛋白酶水解蛋白质,活化的胃蛋白酶可将蛋白质及大分子多肽水解成小分子多肽和游离氨基酸。但蛋白质消化吸收的主要场所在小肠,由胰腺分泌的胰蛋白酶和糜蛋白酶使蛋白质在小肠中被分解为氨基酸和寡肽,再被小肠黏膜细胞吸收。在小肠黏膜细胞中,寡肽酶将寡肽最终水解为氨基酸。这些氨基酸通过黏膜细胞进入肝门静脉后被运送到肝脏和其他组织或器官再利用。也有报道称少数蛋白质大分子和多肽可直接被吸收。

氨基酸通过小肠黏膜细胞是由三种主动运输系统来进行的。它们分别转运中性、酸性和碱性氨基酸。具有相似结构的氨基酸在共同使用同一种转运系统时,相互间具有竞争机制,这种竞争的结果使含量高的氨基酸相应地被吸收多一些,从而保证了肠道能按食物中氨基酸的含量比例进行吸收。如果在膳食中过多地加入某一种氨基酸,这种竞争作用会造成同类型其他氨基酸吸收的减少。如亮氨酸、异亮氨酸和缬氨酸有共同的转运系统,若过多地往食物中添加亮氨酸,则异亮氨酸和缬氨酸的吸收就会减少,造成食物蛋白质的营养价值下降。

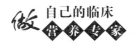

影响蛋白质消化吸收的因素有很多,包括胃肠道的动力、黏膜的吸收等。近来有研究发现,单一饮食中蛋白质的消化和消化道中氨基酸的吸收速度与食物中蛋白质的类型有关,并影响餐后蛋白质的合成、分解和沉积。根据对餐后氨基酸、蛋白质代谢快慢的不同,将它们分为快膳食蛋白和慢膳食蛋白。比如,乳清蛋白的消化速度快于酪蛋白,因此乳清蛋白即为快膳食蛋白,酪蛋白为慢膳食蛋白。

肠道中被消化吸收的蛋白质,除了来自于食物外,还来自肠道脱落的黏膜细胞和消化液等,每天约有70克。其中大部分可被消化和吸收,未被吸收的由粪便排出体外,这种蛋白质中的氮被称为内源性氮或粪代谢氮。

2.蛋白质和氨基酸的功能

蛋白质是人体组织的重要构成成分,人体的任何组织和器官都以蛋白质作为重要的组成成分,所以在人体的生长过程中蛋白质含量不断增加。人体的肌肉、心、肝、肾等器官组织含有大量蛋白质;骨骼和牙齿中含有大量胶原蛋白;指(趾)甲中含有角蛋白;细胞从细胞膜到细胞内的各种结构中均含有蛋白质。蛋白质还参与构成体内各种重要的生理活性物质,如酶、激素等,调节人体各项生理活动,使之能够有条不紊地进行。另外,在碳水化合物摄入缺乏时,蛋白质还是能量和葡萄糖的供体,但这是它的次要功能。蛋白质中含碳、氢、氧元素。当机体需要时,蛋白质可被代谢水解,释放能量,1克食物蛋白质在体内产生约16.7千焦的能量。

蛋白质广泛存在于动植物性食物中。植物蛋白主要来自谷类和豆类,动物蛋白主要来源于蛋、奶、鱼、肉类。动物性蛋白质质量好、利用率高,但同时富含饱和脂肪酸和胆固醇,而植物性蛋白利用率较低。我国居民以植物性食物为主,成人蛋白质推荐量为1.16克/(千克·天)。按能量计算,我国成人蛋白质摄入占膳食总能量的10%～12%。另外,需要注意蛋白质互补、适当进行搭配是非常重要的。大豆可提供丰富的优质蛋白质,其保健功能也越来越被世人所认识;牛奶也是优质蛋白质的重要食物来源,我国牛奶的人均年消费量很低,应大力提倡各类人群增加牛奶和大豆及其制品的消费。

各类常见食物每100克所含蛋白质的量详见表2-1。

表2-1　各类常见食物每100克含蛋白质的量 (单位:克)

食　物	蛋白质含量	食　物	蛋白质含量	食　物	蛋白质含量
牛肉(瘦)	20.2	鲈鱼	18.6	花生仁(生)	24.8
羊肉(肥瘦)	19.0	鲤鱼	17.6	南瓜子(炒)	36.0
猪肉(肥瘦)	13.2	鲢鱼	17.8	杏仁	22.5
猪血	12.2	带鱼	17.7	葵花子(炒)	22.6
猪肝	19.3	河虾	16.4	榛子(干)	20.0
兔肉	19.7	河蟹	17.5	木耳(干)	12.1
羊肝	17.9	牡蛎	5.3	银耳(干)	10.0
鸡胸脯肉	19.4	虾皮	30.7	紫菜(干)	26.7
鸭胸脯肉	15.0	龙虾	18.9	稻米	7.4
黄花鱼	17.7	海参	16.5	面条	8.3
银鱼	17.2	核桃(鲜)	12.8	豆腐干	16.2
黄豆	35.0	南豆腐	6.2	豆浆	1.8
牛奶	3.0	鸡蛋	13.3	鸭蛋	12.6

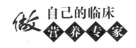

随着年龄的增长,老年人机体蛋白总量下降,但不能因此认为老年人蛋白质需要量减少,相反,老年人对某些氨基酸的需要量随年龄的增长而增加。老年人可适当补充支链氨基酸来降低蛋白质的分解作用,促进胰岛素的分泌。在老年人的膳食蛋白质摄入方面,我们推荐每天摄入以达到每千克体重1.0～1.2克为宜,由蛋白质提供的能量占12%～14%较合适。同时需要注意的是,老年人肝、肾功能降低,过多蛋白质可加重肝、肾负担,故不必大量摄入。应注意选择生物利用率高的优质蛋白质,每天得有少部分蛋、奶、肉、鱼等动物蛋白。豆腐、豆腐干等豆制品脂肪含量低,其蛋白质易消化,故也可较多食用。一般,一个老年人每天摄入100～150克瘦肉、一个鸡蛋再加上牛奶和适量的豆制品,就完全可以保证一天的蛋白质需要。

3.氨基酸与肠外营养

肠外营养用的标准氨基酸浓度从5%～15%不等,通常由40%或50%的必需氨基酸和50%～60%的非必需氨基酸构成。肠外营养中的氨基酸能量提供也是4千卡/克。在正常情况下,氨基酸的需要量为0.8～1.2克/(千克·天),提供总热量的12%～20%。处于高分解代谢状况的老年严重营养不良患者,在肝、肾功能许可的情况下,氨基酸的供给量可提高至1.5克/(千克·天)。另外,值得一提的是,谷氨酰胺是人体最丰富的游离氨基酸,它构成细胞外氨基酸库的25%和肌肉氨基酸库的60%。正常生理条件下,谷氨酰胺可由机体自己合成,所以被认为是非必需氨基酸。但对于大手术后以及危重症的老年患者,谷氨酰胺水平是下降的。如若在肠外营养中添加谷氨酰胺,对中毒分解代谢、肠功能不全以及免疫缺陷性疾病患者都是有益的,并且已经有研究证实谷氨酰胺能减轻老年患者外科手术术后肠黏膜屏障的损害和内毒素血症,减少感染并发症,缩短术后住院时间,并有较好的安全性。临床上,谷氨酰胺的推荐剂量为0.35克/(千克·天)。

(三)脂类和脂肪乳剂

1.脂类及脂肪乳的消化吸收

脂类含量较高的食物在口腔中被初步消化。唾液腺分泌的脂肪酶可水解部分食物脂肪,但消化能力较弱。脂肪在胃里的消化也有限,其主要消化场所是小肠。在消化过程中,食糜间歇地从胃进入十二指肠,由于食糜本身对胃肠道的刺激而引起胆囊收缩素等激素的释放,进而刺激胰液和胆汁的合成和分泌。胆汁使肠内容物的pH值升高,同时胆汁本身也有表面活化剂的作用。这两个作用对脂肪酶作用的发挥都极为重要。胆汁首先将脂肪乳化,这使甘油三酯的表面积成万倍地增大,有利于胰脂肪酶和肠脂肪酶将甘油三酯水解。胰液中的脂肪酶被胆汁激活,脂肪酶作用于甘油-脂肪酸酯键,将甘油三酯水解成游离脂肪酸和甘油一酯(偶尔完全水解成为甘油和脂肪酸)。甘油三酯的水解速度与甘油三酯的链长和不饱和程度等因素有关,含不饱和双键的甘油三酯水解的速度比只含饱和键的甘油三酯快很多。

脂肪水解后的小分子,如甘油、短链和中链脂肪酸,很容易

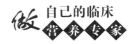

被小肠细胞吸收后直接进入血液。甘油一酯和长链脂肪酸被吸收后,先在小肠细胞中重新合成甘油三酯,并与磷脂、胆固醇和蛋白质形成乳糜微粒,由淋巴系统进入血液循环。血中的乳糜微粒是颗粒最大、密度最低的脂蛋白,是食物脂肪的主要运输形式,可以满足机体对脂肪和能量的需要,最终被肝脏吸收。

由于脂类不溶于水或微溶于水,因此无论是外源性还是内源性脂类,都必须形成溶解度较大的脂蛋白复合体,才能在血液循环中转运。肝脏将来自食物的脂肪和内源性脂肪及蛋白质等合成极低密度脂蛋白,并随血流供应机体其他组织,满足机体对甘油三酯的需要。极低密度脂蛋白中甘油三酯减少,血中胆固醇不断地聚集,最终形成了甘油三酯少而胆固醇多的低密度脂蛋白。血流中的极低密度脂蛋白一方面满足机体对各种脂类的需要,另一方面也与细胞中的低密度脂蛋白受体结合进入细胞,借此可适当调节血中胆固醇的浓度。但低密度脂蛋白过多,可引起动脉粥样硬化等疾病。体内还可合成极高密度脂蛋白,其重要功能就是将体内的胆固醇、磷脂运回肝脏进行代谢,起到保护血管的作用。

磷脂的消化吸收与甘油三酯相似。磷脂消化的产物——游离脂肪酸和溶血磷脂一同掺入肠道内微胶粒中,吸收过程与甘油三酯水解产物相同。胆固醇则可直接被吸收,如果食物中的胆固醇与其他脂类呈结合状态,则先被酶水解成游离的胆固醇,再被吸收。胆固醇是合成胆汁酸的主要成分,胆汁酸在乳化脂肪后一部分被小肠吸收,由血液运输到肝脏和胆囊,通过肠肝循环被重新利用;另一部分与食物中未被吸收的胆固醇一起,被膳食纤维(主要为可溶性纤维素)吸附并由粪便排出体外。

2.脂类的功能

脂类是人体产能的三大营养素之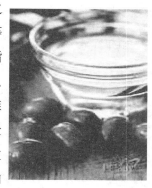一。它在提供能量和构成人体细胞等方面都起到很重要的作用。脂类是脂肪和类脂的总称。脂肪多分布在腹腔、皮下和肌纤维间,主要有提供能量、维持人体体温和保护内脏等功能。因受营养状况和机体活动的影响而增减,故又被称为可变脂。类脂可分为磷脂和固醇类,是所有生物膜的重要组成成分,同时也是合成前列腺素的重要物质。脂类在人体膳食中占有重要地位,一般提供的能量占总能量的17%~20%,但目前随着经济的增长,脂类摄入已接近或超过30%,故与其相关的一些疾病(如肥胖、糖尿病、心血管疾病等)发病率明显上升。脂类的食物来源主要是动物性食物和坚果类。动物性食物中,以畜肉类含脂肪最丰富,且多为饱和脂肪酸。坚果(如葵花籽、核桃、松子、榛子)脂肪含量皆很高,是多不饱和脂肪酸的重要来源。部分食物的脂肪含量见表2-2。

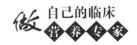

表2-2　　部分食物的脂肪含量

食物名称	脂肪含量（克/100克）	食物名称	脂肪含量（克/100克）
猪肉（肥）	90.4	鸡腿	13.0
猪肉（肥瘦）	37.0	鸭	19.7
猪肉（后臀尖）	30.8	草鱼	5.2
猪肉（后蹄髈）	28.0	带鱼	4.9
猪肉（里脊）	7.9	大黄鱼	2.5
猪蹄爪尖	20.0	海鳗	5.0
猪肝	3.5	鲤鱼	4.1
猪大肠	18.7	鸡蛋	11.1
牛肉（瘦）	2.3	鸡蛋黄	28.2
羊肉（瘦）	3.9	鸭蛋	18.0
鹌鹑	9.4	核桃	58.8
鸡	2.3	花生（炒）	48.0
鸡翅	11.8	葵花籽（炒）	52.8

　　烹调油中含饱和脂肪酸和饱和脂肪酸。其中，饱和脂肪酸含量较高。因此，老年人宜减少烹调用油量，我们建议老年人每日摄入20～25克的烹调用油。而且我们在烹调用油的选择上，一般建议以植物油为主，以减少饱和脂肪酸的摄入量，当然这并不意味着完全不能摄入动物性油脂，因为动物油的多烯酸、脂蛋白对心血管疾病也有一定的益处，只是不宜多吃。

3.脂肪乳剂与肠外营养

　　脂肪乳剂是肠外营养中的重要营养物质，静脉输注脂肪乳剂可以为机体提供能量和必需脂肪酸。同时，近年来出现的ω-3脂肪乳剂可以调节ω-3和ω-6的比例（1:3）以改善患者免疫功能和临床结局。目前，临床上常用的脂肪乳剂主要有长链脂肪乳、物理混合的中/长链脂肪乳、结构脂肪乳、橄榄油脂肪乳、鱼油脂肪乳和SMOF脂肪乳六种。

长链脂肪乳是含有12～24个碳原子的长链甘油三酯，主要来源于豆油和红花油，不仅可为机体提供能量，还能提供机体所需要的各种必需脂肪酸。目前，临床上有10%、20%和30%三种浓度，其中后两种应用较多。但是长链脂肪乳中亚油酸含量过高，抗氧化剂含量较低，在创伤、感染等高代谢状态时，可影响粒细胞活性，导致免疫功能受损、脂质过氧化增加，加重机体损伤。

物理混合的中/长链脂肪乳是将质量相同的中链甘油三酯和长链甘油三酯混合后的产品。其中，中链甘油三酯主要来源于椰子油，主要为辛酸和葵酸，具有较好的水溶性，更易吸收利用，具有较高的氧化利用率，同时对肝功能无不良影响。另外，与长链脂肪乳相比，中链脂肪乳可减少炎症介质的产生，维持细胞膜正常磷脂结构，具有避免危重应激患者免疫功能及吞噬细胞功能受抑制的优点。但是由于中链甘油三酯氧化速度较快，因此在一定程度上影响了长链脂肪乳的氧化。

结构脂肪乳是中链甘油三酯和长链甘油三酯通过内酯化作用形成的三酰甘油分子。与传统的脂肪乳相比，结构脂肪乳具有更为明显的优势：结构脂肪乳血浆水解速度和清除率较高，更有利于改善氮平衡，易于被清除，且更为安全，耐受性较好，不会对肝功能造成损害。

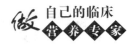
橄榄油脂肪乳由80%的橄榄油和20%的大豆油构成,其脂肪酸的构成为73%的单不饱和脂肪酸、11%的多不饱和脂肪酸和16%的饱和脂肪酸。其特点为富含高单不饱和脂肪酸、低饱和脂肪酸、天然抗氧化剂维生素E等。橄榄油脂肪乳可减少脂质过氧化,选择性地调节免疫应答、维护机体免疫功能并减少炎症反应的发生。

鱼油脂肪乳富含ω-3脂肪酸,目前在肠外营养的研究中越来越受到重视。鱼油脂肪乳可促进脂肪代谢,降低炎症反应,改善组织器官功能。

最新的SMOF脂肪乳由大豆油、中链甘油三酯、橄榄油、鱼油及维生素E物理混合而成,减少了ω-6脂肪酸的含量,增加了ω-3脂肪酸的含量,并提供了大量的单不饱和脂肪酸。这种配方具有最佳的免疫调节功能,其耐受性较好,可明显减少住院时间。

(四)矿物质、电解质及微量元素

各种矿物质主要经胃肠道被吸收,在人体的生命活动中发挥着重要的生理功能。其经代谢后一般经肾脏或者肠道排出体外,有部分矿物质(如钠、钾、氯)在人体大量出汗时也可经汗腺通过汗液排出体外。矿物质的主要种类及其消化吸收方式和功能见表2-3。

表2-3 矿物质的主要种类、消化吸收及功能

分类	名称	消化吸收方式	功能	食物来源
常量元素	钙	十二指肠和小肠上段，主动吸收和被动吸收	形成骨骼和牙齿，与神经、肌肉的兴奋和收缩相关	牛奶、鱼类、贝类、虾皮、绿叶蔬菜、豆制品、芝麻酱
	磷	小肠，主动吸收、扩散被动吸收	与钙一起构成骨骼和牙齿，形成磷脂与核酸	瘦肉、蛋、鱼、海带、芝麻酱
	钾	空肠、回肠吸收，主要经肾脏排泄，还可经肠道及汗腺排泄	与钠一起调节体内的水分平衡，维持神经、肌肉的正常功能	肉类、家禽、鱼类、米糠、麦麸
	硫	肠道吸收，经肾脏及肠道排泄	主要存在于头发和指甲中，合成含硫氨基酸，具有解毒功能	肉类、鱼类
	钠	小肠吸收，经肾脏及汗腺排泄	与钾一起调节体内的水分平衡，维持神经、肌肉的正常功能	食盐、海藻
	氯	肠道吸收，主要经肾脏及汗腺排泄	胃酸的组成成分，与钠、钾一起调解体内的水分平衡	食盐
	镁	小肠吸收，肾脏排泄	形成骨骼，维持神经、肌肉的正常功能，协助酶发挥功能	新鲜的绿叶蔬菜、豆类、海产品
微量元素	铁	以Fe^{2+}和金属卟啉的形式在十二指肠和空肠上端被黏膜吸收	血红蛋白的组成部分，为全身输送氧	动物性食品、芝麻、黑木耳
	锌	十二指肠和空肠吸收	酶的组成成分，参与核酸与蛋白质的合成	海鲜、动物肝脏、肉类、蘑菇、芝麻

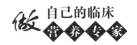

续表

分类	名称	消化吸收方式	功能	食物来源
微量元素	铜	十二指肠吸收，肠道粪便排泄	促进铁合成血红蛋白	牛肝、干鱿鱼、牡蛎、虾蚰
	碘	胃和小肠吸收，主要经肾脏排泄	甲状腺激素的组成部分，促进人体的新陈代谢	海产品、菠菜
	硒	小肠吸收，肾脏排泄	具有抗氧化的功能	动物肝脏、动物肾脏、海产品、肉类
	锰	小肠吸收，经肠道及肾脏排出	有助于骨骼的形成，协助酶发挥功能	贝类、豆制品、坚果、糙米
	钼	胃及小肠吸收，经肾脏排泄	协助酶发挥功能，促进生长发育	大豆制品、豆类、动物肝脏
	铬	小肠吸收，经肾脏排泄	糖类和脂类的代谢不可缺少	扇贝
	钴	小肠吸收，经肾脏排泄	促进血红蛋白的合成，协助造血	动物肝脏、肉类、贝类、鱼、奶酪

有些矿物质摄入过量也会引起过剩症和中毒。例如，钠摄入过量会导致高血压，磷摄入过量会导致骨质疏松，铜、碘、硒等摄入过量会引起中毒。

肠外营养中的矿物质，我们一般称之为电解质以及微量元素。肠外营养中的电解质主要包括钙、镁、磷、乙酸、氯、钾和钠。肠外营养常规补充的微量元素主要有锌、铜、铬和锰。肠外营养中每种电解质的补充量取决于患者的代谢状况、电解质的丢失情况、酸碱平衡以及纠正既往丢失量的需求等。一般情况下，钾和钠可通过盐酸盐的形式进行补充，镁通常以硫酸镁的形式补充,而钙来源于葡萄糖酸钙。微量元素的补充因个体差异而有所不同。另外,铁并非肠外营养的常规成分,也不属于微量元素。肠外营养铁剂补充时需要评估长期肠外营养中铁的需要量,并且在补充前还需进行剂量试验,以确定患者对不良反应的易感性。

(五)维生素

在食物中,维生素常与脂类共存,其吸收与肠道中的脂类密切相关。维生素易储存于体内(主要在肝脏),而不易排出体外(除维生素K外)。维生素摄取过多,易在体内蓄积而产生毒性作用,如长期摄入大剂量维生素A和维生素D(超出人体需要量的3倍),易出现中毒症状;若摄入过少,可缓慢地出现缺乏症状。大多数水溶性维生素以辅酶的形式参与机体的物质代谢。在体内,水溶性维生素没有非功能性的单纯储存形式。当机体饱和后,多摄入的维生素从尿中排出。各种维生素的吸收、代谢方式以及功能和食物来源见表2-4。

表2-4　各种维生素的吸收、代谢方式,以及功能和食物来源

分类	名称	吸收、代谢方式	功　能	食物来源
脂溶性维生素	维生素A	食物中以视黄基质的形式存在,与其他脂溶性食物成分形成胶团后在小肠吸收,可随粪便及胆汁排泄	参与视觉形成,调节细胞生长、分化、增殖及凋亡,维护上皮组织细胞的健康,调节免疫,抗氧化,抑制肿瘤	动物肝脏、鱼肝油、鱼卵、奶制品、禽蛋及深颜色蔬菜和水果

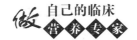

续表

分类	名称	吸收、代谢方式	功能	食物来源
脂溶性维生素	维生素D	小肠吸收,吸收后的维生素D掺入乳糜微粒经淋巴入血,皮肤产生的维生素D3经扩散入血	促进小肠对钙的转运,促进肾小管对钙、磷的重吸收,对骨细胞呈现多种作用,参与机体多种功能的调节	海水鱼(如沙丁鱼)、肝、蛋黄等动物性食品及鱼肝油制剂
	维生素E	在胆汁的作用下,以胶团的形式被动扩散吸收,后掺入乳糜微粒,经淋巴导管进入血液循环	抗氧化作用,预防衰老,与动物的生殖功能和精子生成有关,调节血小板的黏附力和聚集作用,降低血浆胆固醇,抑制肿瘤	植物油、麦胚、坚果、种子类、豆类及其他谷类
	维生素K	小肠吸收,经肝肠循环及肾脏排泄	促进血液凝固,参与骨骼代谢	绿叶蔬菜中含量高,其次是奶及肉类,水果及谷类中含量低
水溶性维生素	维生素B1	空肠和回肠吸收,通过门静脉输送到肝脏,最终经肾脏及汗腺排泄	以硫胺素焦磷酸的形式参与氧化脱羧及转酮醇作用,参与乙酰胆碱的合成和代谢,调控某些离子通道	广泛分布于天然食物中
	维生素B2	胃肠道上部吸收,主动转运,经肝脏、肾脏及汗腺排泄	参与体内生物氧化与能量代谢,参与烟酸和维生素B6的代谢,参与体内抗氧化防御系统等	广泛存在于动植物食物中,动物性食品中含量较高
	烟酸	胃及小肠吸收,经肝脏入血,经肾脏排泄	参与体内物质和能量代谢,与核酸的合成有关,降低血胆固醇水平,参与葡萄糖耐量因子的组成	广泛存在于各种动植物食物中

分类	名称	吸收、代谢方式	功能	食物来源
水溶性维生素	泛酸	肠内吸收,经肾脏及肺排泄	参与体内碳水化合物、脂肪和蛋白质的代谢,参与脂肪酸的合成	广泛存在于自然界
	维生素B_6	空肠和回肠吸收,经肾脏及粪便排泄	参与氨基酸、脂类代谢,促进体内烟酸合成,参与造血,促进体内抗体的合成,促进维生素B_{12}、铁和锌的吸收等	广泛存在于各种食物中,白色肉类中含量最高
	生物素	小肠的近端及结肠吸收,经肾脏及乳汁排泄	生物素在体内是许多羧化酶的辅酶,在碳水化合物、脂类、蛋白质和核酸的代谢过程中发挥重要作用,还参与胰淀粉酶和其他消化酶的合成	广泛存在于天然食物中,在肝、肾、大豆粉、奶类、蛋黄中含量较高
	叶酸	小肠吸收,经胆汁、粪便、尿液及汗液排泄	参与嘌呤和嘧啶核苷酸的合成,在细胞分裂和增殖中发挥作用,催化二碳氨基酸和三碳氨基酸相互转化,在某些甲基化反应中起重要作用	分布广泛,内脏、蛋、梨、蚕豆、芹菜、花椰菜、莴苣、柑橘、香蕉及坚果中含量较高
	维生素B_{12}	回肠吸收,经胆汁排泄	作为蛋氨酸合成酶的辅酶参与同型半胱氨酸甲基化,转变为蛋氨酸,参与甲基丙二酸-琥珀酸的异构化反应	肉类、动物内脏、鱼、禽及蛋类中含量较高

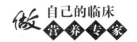

续表

分类	名称	吸收、代谢方式	功 能	食物来源
水溶性维生素	维生素C	肠道吸收,主要随尿排出,其次为汗和粪便	抗氧化作用,作为羟化过程底物和酶的辅助因子,改善铁、钙和叶酸的利用,促进类固醇的代谢,清除自由基,参与合成神经递质等	主要来源为新鲜蔬菜和水果,一般在叶菜类中含量较高

脂溶性维生素通常在动物性食品中含量较高,当然某些深颜色的蔬菜(如胡萝卜、西红柿)含有较为丰富的β-胡萝卜素(可转化为胡萝卜素),油脂中含有丰富的E族维生素。脂溶性维生素因在体内不易代谢从而容易富集,因此不能过量补充。水溶性维生素因易溶于水而容易随尿液排出,不易造成中毒。

水溶性维生素中的B族维生素(除维生素B_{12})外广泛分布于动植物食物中,但食物种类不同,其含量也存在较大的差异。维生素B_{12}主要存在于动物性食品中,在乳类及其制品中含量很少,而植物性食品基本不含维生素B_{12}。维生素C主要来源于新鲜的蔬菜水果,老年人一般牙齿不好,烹调中长时间的炖煮易破坏维生素C。故建议每日饮用适量蔬菜汁、果汁等,可以避免水溶性维生素缺乏。

补充维生素是肠外营养处方的重要组成部分,并且用于肠外营养中的维生素制剂都应是专门设计的。在临床肠外营养维生素补充时,需要注意补充的剂量是否恰当,以及补充的量是否充足,另外还需要考虑肠外营养的时间。对于短期尚无明显维生素缺乏的患者可不予补充，然而在长期肠外营养治疗时，补充充足的维生素是最基本的治疗。同时，肠外营养维生素的补充剂量与病情息息相关。脂溶性维生素在疾病的急性期、感染、负氮平衡或采用脂肪作为能量来源时，其需要量是增加的。肾功能不全患者的维生素A和维生素D的需要量要少于一般的推荐标准。

(六)膳食纤维

膳食纤维不仅本身具有重要的功能，而且其在肠道益生菌的作用下发酵所产生的短链脂肪酸有着广泛的健康作用。膳食纤维进入消化道内，在胃内吸水膨胀，增加胃内容物的容积，而可溶性膳食纤维黏度高，使胃排空速率减缓，延缓胃中内容物进入小肠的速度，同时使人产生饱腹感，从而有利于糖尿病和肥胖症患者减少进食量。不溶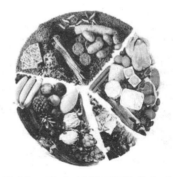性膳食纤维可组成肠内容物的核心，由于其吸水性可增加粪便体积，通过机械刺激增加肠壁蠕动；可经结肠细菌发酵产生短链脂肪酸和气体，化学刺激肠黏膜，从而促进粪便排泄；膳食纤维可增加粪便含水量，降低粪便硬度，利于排便。膳食纤维可以减少小肠对糖的吸收，使血糖不至于因进食而快速升高，因此也可减少体内胰岛素的释放。胰岛素可刺激肝脏合成胆固醇，所以胰

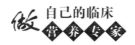

岛素释放的减少可以使血浆胆固醇水平受到影响。进入大肠的膳食纤维能部分地、选择性地被肠内细菌分解与发酵,所产生的短链脂肪酸可降低肠道pH值,从而改变肠内微生物菌群的构成与代谢,诱导益生菌大量繁殖。

(七)水

水在体内主要分布于细胞内和细胞外,细胞内液的水分约占总体水的2/3,各组织器官中水分的含量也相差较大,其中以血液中含量最高。体内水分的来源主要包括饮水、食物中的水及内生水三部分。体内水的排泄以经肾脏为主,其次是经肺、皮肤和肠道排泄。通常的每人每天水的需要量在2500毫升左右。

那么老年人应该如何正确地饮水呢?

现在有种比较流行的说法,就是每个人每天最好要喝足8杯水,即2500毫升左右。老年人首选白开水,次选矿泉水,少选纯净水,慎选人造矿化水。开水要现烧现喝,不要放置太长时间。研究发现,20~30℃的白开水对身体健康最有益,过冷或过烫的水都会刺激胃肠道,引起肠胃不适。晨起喝与室温相同的白开水最合适,天冷时可喝温开水,以尽量减少对胃肠道的刺激。晨起一杯水对老年人是至关重要的,清晨喝水必须空腹喝,也就是在吃早餐之前喝水,这样不仅能补充夜间水分的流失,还能促进血液循环、冲刷胃肠道等。另外,我们不能用饮料代替喝水,老年人应控制饮料的摄入量,尤其是含糖饮料和碳酸饮料,如果汁、可乐、汽水、咖啡等。

肠外营养中，水也是非常重要的组成部分。一般老年患者的水基础需要量为25～30毫升/(千克·天)。肠外营养时，水的补充一般是以液体输注的方式进入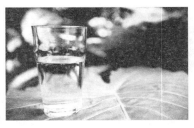体内，除氨基酸以外的所有进入体内的液体均要计算在内。水的补充要结合病情，比如说对心功能不好的患者就要限制水的进入量，而在严重缺水情况下，液体量就要增加。

(八)肠内营养与肠外营养的关系

肠内营养与肠外营养一样，是临床上营养治疗的重要手段，当患者胃肠道功能存在或者部分存在时，首选肠内营养。与肠外营养相比，肠内营养有着较明显的优势，肠内营养更符合人体的生理需求，能减少临床并发症的发生，并且更加安全可靠、更加经济实惠。

人体所需的营养素一般以胃肠道摄入为宜，但当胃肠道由于疾病或者其他原因较长时间不能正常工作或不适宜工作时，就需要通过静脉途径给予营养支持。肠外营养适用于营养不良的术前准备，严重创伤、重大手术后，手术后并发症(如肠外瘘、腹膜炎、腹内脓肿、胃无张力等)，以及严重的腹膜炎和肠道炎症性疾病(如局限性肠炎、溃疡性结肠炎、断肠综合征等)。但是肠外营养并不适用于严重的循环、呼吸衰竭，水、电解质严重紊乱，肝、肾衰竭等。

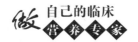

第三章 医生提示大家需要注意的营养问题

第一节 在医院时该注意哪些问题？

一、外科疾病

（一）肝胆外科老年患者的营养治疗

合理的围手术期营养支持治疗可以调控血糖、调节机体免疫，维护组织与器官功能，进而提高外科治疗效果。康复外科及微创外科的加速发展为肝胆外科老年患者早期实施肠内营养创造了更大的可能性。营养支持的目的已不仅仅在于提供营养底物，更可通过添加特殊营养底物而改善患者的预后。外科营养已从"营养支持"向"营养治疗"过渡。

营养支持在老年肝胆损伤患者的治疗中具有重要地位，对改善患者疗效有显著作用。达德里克教授在10年前即指出，营养支持对肝胆外科患者的意义不仅仅是提供营养底物以利于组织修复，也是维护肝细胞再生与功能的重要手段，更是改善免疫失衡、降低并发症的重要方法。

作为当代外科的重要进展之一，营养支持在提高手术成功率、改善患者预后及生活质量方面发挥了重要作用，但肝胆外科医师对临床营养筛查和营养支持的重视程度仍不乐观。有研究者观察了26例胰十二指肠切除术患者的围手术期营养状况变化。结果发现,即使术后给予营养支持,患者营养状况在术后3个月内仍然持续下降。一项针对英国境内31个胰腺中心的联合调查指出,虽然多数外科专家已经认识到营养不良对胰十二指肠切除术后风险的影响,但仅有18%的医疗中心进行常规术前营养筛查,只有13%的中心有专门针对肝胆外科疾病的营养配方。大多数外科医师并没有按照有关循证指南进行常规的营养筛查和营养支持。为此,有研究者得出"围手术期营养支持仍是外科孤儿"的悲观结论。

近年来,有关营养支持的指南日益增多。欧洲肠外肠内营养学会(Europe Society for Parenteral and Enteral Nutrition,ESPEN)和美国肠外肠内营养学会(American Society for Parenteral and Enteral Nutrition,ASPEN)都制定了相关的临床营养支持指南,对肝胆外科患者的营养支持都有各自的具体阐述。制定指南的初衷是为了帮助临床医师制定系统的、有循证医学证据的临床治疗方案。但是,如何将指南推荐的条款转化为临床具体的实践以及如何解读指南中不同级别的推荐建议,仍面临巨大挑战。调查发现,50%的外科危重症患者并没有接受指南推荐的标准治疗。营养支持指南的"知识转化"更是一个值得进一步关注和探索的问题,如何正确解读指南比照搬指南推荐条款具体实施营养支持更为重要。

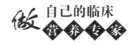

(二)胃肠疾病

胃部手术后,患者常常由于进食受限、胃功能缺失及炎症反应等出现中重度营养不良。据报道,胃部肿瘤营养不良的发生率在70%~80%,而营养不良导致体重降低、营养不良性骨病、贫血等比较常见。

术前营养诊断原则——胃部手术后患者的术前营养治疗的目的是逆转营养不良,减少恶病质的发生,纠正负氮平衡,使之能够适应手术的创伤,顺利度过围手术期。因此,对存在严重营养不良、频繁恶心、呕吐及厌食者,以及手术前后辅助化疗的轻中度营养不良者,可在术前7~14天行营养治疗。首选肠内营养治疗,可以采用经口或鼻肠管饲营养。若存在梗阻或肠内营养供给不足,可考虑肠外营养治疗,采用外周静脉输注或者中心静脉输注。原则上给予高能量、高糖类、高蛋白质、高维生素的营养治疗。

(三)其他疾病——老年患者围手术期营养治疗

1.围手术期营养风险和状态的评估

考虑到围手术期营养对严重营养不良的患者有效,术前对患者进行营养评价至关重要。对于那些存在营养风险和营养不良的患者,需常规制订其营养干预的时机和途径。

2002年,欧洲肠外肠内营养学会(ESPEN)发表了一种新的营养评定工具——营养风险筛查(nutrition risk screening 2002,

NRS 2002)。NRS 2002在预测营养风险和患者对营养治疗的反应方面,具有其他工具所不可比拟的优势。中华医学会肠外肠内营养分会(Chinese Society for Parenteral and Enteral Nutrition, CSPEN)推荐将NRS 2002作为住院患者营养风险评定的首选工具。

2.围手术期营养治疗的适应证与策略

(1)围手术期的肠外营养

围手术期的肠外营养可分为三类:第一类是术前需要营养治疗,适用于严重营养不足,且不能经口或肠内途径喂养的患者;第二类是术前开始营养治疗,并延续至手术后;第三类是术前营养状况良好,术后发生并发症,或者手术创伤大、术后不能经口进食的时间较长,或者术后摄入的营养量不足而需要营养治疗者。

CSPEN关于围手术期肠外营养的推荐意见:①对于围手术期有营养风险或有营养不良的患者,以及由于各种原因导致连续5~10天无法经口摄食达到营养需要量的患者,给予肠外营养支持。②对于中、重度营养不良患者,术前给予7~10天营养治疗。③对于围手术期有营养风险或有营养不良需要肠外营养支持的患者,可添加特殊营养素(谷氨酰胺)。④对于围手术期有营养风险或有营养不良需要肠外营养支持的患者,尤其是危重症患者,可添加特殊营养素——富含ω-3脂肪酸的鱼油脂肪乳。"全合一"是围手术期患者肠外营养的推荐模式,每日输注时间应大于14小时,并建议使用输液泵控制速度。不推荐单

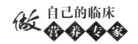

瓶脂肪乳或氨基酸的输注。

建议标准配方为:热量在25～30千卡/(千克·天),其中30%～50%由脂肪供能。0.15～0.2克/(千克·天)的氮摄入已能够满足机体需要(热氮比约为120:1),并添加常规剂量的矿物质与微量营养素。除非为重症患者,否则不必进行临床上个体化的营养治疗。

营养治疗绝非急诊处理措施,应该在患者生命体征平稳后才按适应证和使用规范实施。

(2)围手术期的肠内营养

围手术期肠内营养支持的优点包括以下几个方面。①符合生理,有助于维持肠黏膜细胞的结构与功能完整,维持肠黏膜屏障,减少内毒素释放与细菌易位;刺激消化道激素分泌,促进胃肠蠕动与胆囊收缩,恢复胃肠道功能。②降低患者围手术期并发症(包括代谢性、感染性并发症)的发病率及病死率。③操作便捷、安全。④缩短患者住院时间,降低医疗费用。⑤提高患者生存质量,减轻焦虑、消极心理。

根据2008年CSPEN指南,对围手术期下述情况应推荐肠内营养:①对于无胃排空障碍的择期手术患者,不常规推荐术前12小时禁食;对于无特殊误吸风险的手术患者,建议仅需在麻醉前2小时禁水、6小时禁食。②对于有营养风险的患者,大手术前应给予10～14天的营养治疗。③预计围手术期禁食时间大于7天或预计10天以上经口摄入量无法达到推荐摄入量的60%以上的患者,给予肠内营养。④对于有营养治疗指征的患者,由肠内途径无法满足能量需要(<60%的热量需要)时,可考虑联合应用肠外营养。⑤手术后应尽早开始正常食物摄入或肠内营养。大部分接受结肠切除术的患者,可以在术后数小时内开始经口摄入清淡流食。⑥对不能早期进行口服营养治疗的患者,术后24小时应用管饲喂养,如接受大型头颈部和胃肠道手术患者、严重创伤、手术时有明显营养不良、预期大于10天不能经口摄入足够的(总能量>60%)营养的患者。⑦由于肠道耐受力有限,管饲肠内营养推荐采用输注泵以较低的滴速(10~20毫升/小时)开始,可能需要5~7天才能达到目标摄入量。⑧在所有接受腹部手术患者的管饲营养装置中,推荐放置较细的空肠造口管或鼻空肠管。⑨对于接受大型的腹部肿瘤手术患者,可考虑围手术期应用含有免疫调节成分(精氨酸、ω-3脂肪酸和核苷酸)的肠内营养。

围手术期肠内营养的禁忌证:肠梗阻、血流动力学不稳定、肠缺血、严重炎性肠病。

对于无营养风险的老年患者,围手术期接受肠外营养可能导致感染和代谢并发症的增加,并增加不必要的医疗费用。对于存在营养风险的老年患者,无论是肠内营养还是肠外营养均可减少并发症的发生。

与肠外营养相比,肠内营养更符合生理,有利于维护肠道屏障功能,减少肝脏损害,因此,围手术期营养治疗首选肠内营养治疗。有研究结果表明,老年手术后患者的肠内营养组在改善血清前白蛋白和累积氮平衡、优化肠黏膜通透性和减少术后

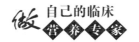

感染并发症等方面显著优于肠外营养组。

有研究结果显示：对于中、重度营养不足患者，术前给予7～10天肠外营养治疗可降低术后10%的并发症；对轻度营养不足患者，术前全肠外营养支持无益处，还可能增加感染并发症的发病率。目前，多个随机对照实验和系统评价显示，对于大多数无营养风险的患者，围手术期接受单纯糖电解质输液已经足够，若使用肠外营养可能会导致感染和代谢并发症的增加，并增加不必要的医疗费用。

（3）择期手术患者注意事项。择期手术患者术前禁水只需2小时。手术前夜与术前2小时给予大手术老年患者一定量的碳水化合物饮料，可减轻术后胰岛素抵抗，有助于减少骨骼肌分解。外科手术后6～8小时，小肠即恢复蠕动和吸收功能，因此，胃肠道切除术后12小时多可耐受肠内营养。早期管饲是安全的，并不会增加胃肠道不耐受和吸入性肺炎的风险，但营养液泵入的起始速度应慢（10～20毫升/小时），5～7天内可逐渐升至目标速度。某些腹部大手术，如食管、胰腺切除术后，过早开始肠内营养，可能引起腹胀，导致肺功能异常，要格外注意患者的耐受性。老年患者术后营养治疗的最佳方式首选肠内营养，或以肠内营养为主、肠外营养为补充的方式。对老年消化道肿瘤患者，可以考虑术中放置空肠造口管或鼻空肠管作为术后肠内营养的通路，开腹或腔镜下行空肠穿刺造口术都比较安全。

二、消化科疾病

(一)胰腺炎

急性胰腺炎是多种病因导致胰酶在胰腺内被激活后引起胰腺组织自身消化、水肿、出血甚至坏死的炎症反应。随着胆管结石发病率上升和嗜酒者的增多，急性胰腺炎发病率有上升趋势，但病变程度轻重不等。大多数急性胰腺炎病程是轻度或自限性的，临床多见，预后良好，如无营养不良风险，在急性期仅需要一般的糖电解质输液支持，病程3～7天后就可进食。但急性胰腺炎中仍有20%～30%表现为重症，表现为胰腺出血坏死，常继发感染、腹膜炎、休克及多器官功能衰竭等，病死率高达10%～30%。急性胰腺炎也是老年人急腹症的一个重要原因，占5%～7%。老年急性胰腺炎发病较年轻人少。但一旦发病往往因应激功能差且并发症较多，致使病情发展较快，可早期出现休克及多器官功能衰竭。急性重症胰腺炎的代谢障碍表现为高分解、高代谢、低蛋白血症等，与之相伴的是免疫防御功能的下降，甚至器官功能的损害。而老年人由于生理功能下降，营养摄入不足，发生胰腺炎时机体分解代谢加速，容易导致营养不良。因此，营养支持治疗在临床实践中起着非常重要的作用。近年来，营养支持治疗在急性重症胰腺炎，尤其老年人急性胰腺炎治疗中的地位也越来越重要。对于急性胰腺炎的营养支持治疗，我们将分急性期及缓解期两部分来叙述。首先，我们来了解一下老

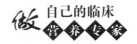

年人急性胰腺炎的常见病因及临床表现。

1.老年人急性胰腺炎病因

饮酒和胆管疾病为青、中年人患急性胰腺炎的两个主要原因。但老年人急性胰腺炎最常见的原因为胆管疾患,其他原因如微血栓、肿瘤、药物等在老年人也较多见。老年人急性胰腺炎病因主要包括以下几个方面。

(1)胆系疾病占50%～70%。

(2)特发性:老年人的急性胰腺炎中,23%～30%为特发性,而普通人群为10%～15%。

(3)手术创伤:老年人因手术创伤导致的急性胰腺炎,约占12.5%。

(4)胰腺癌:老年人是胰腺癌的高发人群,约1%急性胰腺炎继发于胰腺癌。

(5)药物:早在20世纪80年代,药物致胰腺炎已引起人们的重视。可致胰腺炎的药物有噻嗪类、呋噻类、磺胺类、雌激素、类固醇、甲基多巴、普鲁卡因胺、甲硝唑等。老年人易患多脏器疾患而往往用药较多,因此药物是诱发老年人胰腺炎不可忽视的因素。

(6)医源性因素:内镜逆行胰胆管造影可引起血淀粉酶一过性增高,引起急性胰腺炎者约有5%。但内镜逆行胰胆管造影引起老年人急性胰腺炎的危险性相对较高。

(7)其他:老年人由于动脉硬化,加之其他内分泌或代谢异常,如高脂血症、高钙血症、糖尿病等,所以血栓形成也较青年人高得多,微血栓致急性胰腺炎也常可见到。

2.老年人急性胰腺炎临床表现

老年人机体功能减退,自主神经功能紊乱,痛阈值提高,敏感性低及分辨力差,导致症状和体征不典型,临床表现复杂,病情发展快,可早期出现休克及多器官功能衰竭。

(1)腹痛:腹痛多轻微或无腹痛。有腹痛者多为钝痛,疼痛位于上腹部,典型的上腹剧痛较少,用一般解痉药不易缓解。

(2)恶心、呕吐、腹胀:80%以上有恶心、呕吐、腹胀。

(3)发热:大部分患者有中等程度发热,少数体温不高,极少数可高热。发热一般持续3～5天。如持续高热不退,应怀疑继发感染(如胰腺脓肿、腹膜炎等)。

(4)休克:可逐渐或突然发生,甚至很快死亡。患者皮肤苍白,出冷汗,脉细弱,血压下降。

(5)黄疸:少数患者有黄疸,多由胆管炎症或因胰腺炎症、水肿压迫胆总管引起。

(6)体征:常缺乏典型的腹膜刺激征,仅有轻中度压痛、反跳痛,肠鸣音减弱。急性坏死出血性胰腺炎常可致腹水,腹水可呈血性;血性腹水渗入皮下,在两侧腹部或脐部可出现皮下出血;腹水可经淋巴丛及横膈微孔进入胸腔致胸腔积液、肺不张或肺炎体征。

3.急性重症胰腺炎的代谢特点

(1)高分解、高代谢:急性重症胰腺炎为全身消耗性疾病,处于一种高分解、高代谢的状态,能量消耗往往高于1.5倍的静息

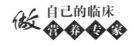

能量消耗。临床研究表明,与对照组相比,急性重症胰腺炎患者蛋白与骨骼肌的分解增高了80%,体内芳香族氨基酸水平显著增高,而支链氨基酸水平明显降低,尿中每日排出的尿素氮可达20～40克,这就造成严重的负氮平衡。肝脏急性相反应蛋白合成明显增加,而白蛋白和转铁蛋白的合成明显减少,出现严重的低蛋白血症。因此,急性重症胰腺炎患者存在营养不良的高风险。而老年患者由于器官功能减退和代谢能力下降,营养摄入减少,同时伴随各种慢性疾病,营养不良风险的发生率更是增高。

(2)糖代谢异常:急性重症胰腺炎患者中,胰岛素抵抗发生率高达40%～90%,约81%的急性重症胰腺炎患者在治疗过程中需外用胰岛素控制高血糖。由于炎性因子的介导,急性重症胰腺炎患者靶细胞表面的胰岛素受体数量和亲和力降低,肌肉组织葡萄糖载体发生改变等是发生胰岛素抵抗的主要原因。另外,应激状态下反向调节激素的增加以及糖异生的增加等也是高血糖的原因。

(3)脂代谢异常:12%～15%患者会发生脂肪不耐受及高甘油三酯血症。高脂血症既是急性胰腺炎发病的重要原因之一,也是发生急性胰腺炎时脂肪分解增加及脂质血液清除率降低导致的结果。而老年患者由于代谢能力下降,脂肪廓清能力受影响。

胰腺炎患者的推荐食谱见表3-1。

表3-1　　　胰腺炎患者食谱举例

纯碳水化合物流食	极低脂肪半流食
早餐:浓米汤加盐	早餐:豆浆、小面包
上午9时:冲藕粉	上午9时:冲藕粉
午餐:浓米汤、菜汁加盐	午餐:无油番茄面片甩蛋清
下午2时:鲜果汁	下午2时:煮水果
晚餐:浓米汤、果汁冻	晚餐:白米粥、酱豆腐
晚9时:杏仁茶	晚9时:杏仁茶

(二)炎症性肠病

炎症性肠病(inflammatory bowel disease,IBD)是一组病因尚不十分清楚的慢性非特异性肠道炎症性疾病,包括溃疡性结肠炎(ulcerative colitis,UC)和克罗恩病(Crohn's disease,CD)。近年来,炎症性肠病在我国的发病率呈逐年增高的趋势,已成为消化系统的常见疾病。

炎症性肠病病变范围广泛,消化道症状重,病情反复,病程长,加之代谢改变,因此患者极易发生营养不良。营养不良是炎症性肠病患者最常见的全身症状之一,表现形式多种多样,表现为消瘦、体重下降、骨质疏松、贫血等。炎性肠病患者在初诊时多已伴有营养不良,而病情进展、药物或手术治疗则更加重了营养障碍。故作为炎症性肠病的治疗手段,营养支持与药物、手术等同等重要,且贯穿于炎症性肠病治疗的整个过程。

炎症性肠病患者为什么需要接受营养支持治疗?首先我们需要了解什么是炎症性肠病,它的主要临床表现有哪些,为

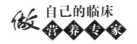

什么会造成营养不良。

1.炎症性肠病的临床表现

溃疡性结肠炎病变主要累及结肠和直肠,多位于直肠和乙状结肠,也可往上延伸至降结肠,甚至整个结肠。腹泻是溃疡性结肠炎患者的主要症状,患者排出脓血便、黏液血便或血便,常伴里急后重感,有腹痛—便意—排便—缓解的特点。腹痛一般多为隐痛或绞痛,常位于左下腹或小腹。其他胃肠表现有食欲缺乏、腹胀、恶心、呕吐及肝大等。常见的全身症状有消瘦、乏力、发热、贫血等。病程漫长,轻重不一,常反复发作。

克罗恩病在胃肠道的任何部位均可发生,包括口腔、食管、胃、小肠及结直肠,以末端回肠和右半结肠最多见。主要临床表现为腹痛、腹泻、肠梗阻,伴有发热、营养障碍等肠外表现。病程多迁延,反复发作。因克罗恩病累及消化道管壁的全层,因而容易出现诸多并发症,如消化道管腔狭窄致肠梗阻、管壁穿通致瘘管形成等。

2.炎症性肠病患者营养不良的原因

(1)摄入不足:由于腹痛、腹泻或肠梗阻等症状的存在,多数炎症性肠病患者存在不同程度的厌食和进食恐惧感,限制了食物的摄取。

(2)吸收不足:小肠是营养物质吸收的主要场所。小肠黏膜分泌的酶分解碳水化合物、蛋白质和脂肪,分解后的小分子营养物质均在小肠被吸收,再被运送至全身。同时,铁的吸收部位主要在上段小肠,维生素B_{12}、叶酸等重要造血因子的吸收部位主要在末段小肠。肠黏膜炎症会导致黏膜上皮受损、脱落,正常黏膜面积减少,吸收功能受到削弱;肠黏膜的炎症和腹泻,会使食物在肠道内停留时间过短,营养吸收不充分;多次肠切除尤其是回肠切除,导致吸收面积显著减少,吸收功能明显下降;克罗恩病的特征性病理性改变——肠道的淋巴管回流受阻,影响从淋巴途径吸收营养物质,尤其是脂肪和脂溶性维生素,从而导致营养不良。

(3)丢失增加:肠黏膜溃疡、脱落和渗出,导致肠道丢失大量营养物质。

(4)消耗增加:溃疡性结肠炎患者常存在全身和结肠黏膜局部的炎症和感染,克罗恩病患者常合并有全身炎症反应及肠道和腹腔感染。感染导致机体消耗增加、营养不良,营养不良则削弱患者的抗感染能力,机体更易受到感染,因而导致恶性循环。

(5)药物影响:炎症性肠病患者服用的激素和免疫抑制剂等药物均会带来明显的负面影响。免疫抑制剂和糖皮质激素促进蛋白质分解,影响代谢,抑制机体的免疫功能,造成骨骼脱钙;抗生素对肠道菌群形成干扰,影响维生素的代谢;柳氮磺胺吡啶也影响叶酸吸收。

3.营养不良的后果

营养不良削弱患者的抗感染能力,影响手术切口和肠吻合口愈合,延长住院时间,增加手术并发症的发生率和患者死亡率,降低生活质量。

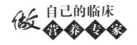

(三)其他疾病

1.慢性胆囊炎、胆石症营养治疗

胆囊是浓缩和储存胆汁的器官,当蛋白质和脂肪的分解产物到达十二指肠时,胆囊收缩,排出胆汁,帮助脂肪消化,并促进脂溶性维生素的吸收。胆囊炎和胆石症是胆管中最常见的疾病。两者常同时存在,互为因果。胆囊炎常因胆管内有寄生虫或细菌感染而导致胆汁滞留,或因胰液向胆管反流侵蚀胆囊壁等,一般胆囊炎继发于胆石的刺激和梗阻。40岁以上的肥胖女性易患胆石症。

(1)胆囊炎、胆石症患者的营养膳食指南

①热能:供给正常量或低于正常量的热能,每天约2000千卡,肥胖者宜限制能量,维持理想体重。

②低脂肪:高脂肪可促进缩胆素的分泌,使胆囊收缩,发生疼痛。故需严格限制脂肪摄入量,每日小于20克,后可逐渐增加到40克以内,且应严格限制动物性脂肪,而植物油有助于胆汁排泄,可以适量选用。忌肥肉、煎炸食品或油腻的糕点。

③低胆固醇:以每日摄入量小于300毫克为宜,避免食用含胆固醇高的食物,如动物内脏、鱼子、蟹黄、蛋黄等食物。

④适量蛋白质:蛋白质摄入过少不利于受损胆管组织的修复,摄入过多会增加胆汁分泌。故宜每千克体重给予1克蛋白质,宜选用生物学价值高的蛋白质,可选用鸡肉、牛肉、鱼虾、豆制品等。

⑤适量碳水化合物：每日300～500克，以达到补充能量、增加肝糖原、保护肝细胞的目的。供给含复合碳水化合物为主的谷类食物。适当限制单糖（如葡萄糖）的摄入，不吃过甜的食品，对合并高脂血症、冠心病、肥胖者更应予以限制。

⑥食物纤维：膳食纤维能增加胆盐排泄，抑制胆固醇吸收，降低血脂，可使胆固醇代谢正常，减少形成胆石的机会。同时，膳食纤维具有防止胆囊炎发作的功能。因此，可选用膳食纤维含量丰富的食物（如绿叶蔬菜、水果、粗粮），以及木耳、香菇等同时具有降低胆固醇作用的食物。

⑦少量多餐：以利于刺激胆汁的分泌，并建议多饮水稀释胆汁以利于排出。每天供水量以1.0～1.5升为宜。

⑧饮食禁忌：免用刺激性的食物、强烈调味品、油煎炸及产气食物，忌烟酒。

胆囊炎、胆石症患者推荐食谱见表3-2。

表3-2　　胆囊炎、胆石症患者食谱举例

餐　次	食　物
早餐	大米粥（大米50克），花卷（面粉50克），酱豆腐10克，酱甜瓜10克
加餐	西红柿汁（西红柿100克、糖5克），蛋糕25克
午餐	大米软饭（大米100克），爆鱼片（青鱼100克、笋片20克），炒苦瓜（苦瓜100克）
加餐	藕粉50克，加糖5克
晚餐	小米粥（小米50克），发面饼（面粉50克），肉末豆腐（瘦猪肉20克、豆腐100克），拌黄瓜丝（黄瓜100克、粉丝20克）

注：全日烹调用油25克，全日热能8337千焦（1985千卡）左右。

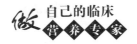

（2）食物选择要点

①选择鱼、瘦肉、奶类、豆制品等含优质蛋白质且胆固醇含量相对不太高的食物，控制动物肝、肾、脑或鱼子等食品摄入。

②保证新鲜蔬菜、水果的供给。绿叶蔬菜可提供必要的维生素和适量纤维素，因此更应保证供给。

③减少动物性脂肪（如肥肉及动物油脂）摄入，适量增加玉米油、葵花籽油、花生油、豆油等植物油的摄入比例。

④忌食辣椒、咖喱、芥菜等强烈刺激性的食物，忌酒、咖啡及浓茶。

2. 胃炎的营养治疗

胃炎是指任何病因引起的胃黏膜炎症，是一种常见的疾病，可分为急性和慢性两类。胃炎常见于成人，确诊主要依赖胃镜检查和胃黏膜活组织检查。许多原因，如饮食不当、病毒和细菌感染、药物刺激等均可能引发胃炎。

（1）急性胃炎

1）急性胃炎的临床特点

起病较急，症状亦较为严重。病程一般较短，病变大多仅局限于黏膜层。致病原因包括细菌或者病毒感染、大量饮酒、过量服用水杨酸等药物、食物过敏等。主要临床表现包括上腹部不适或疼痛、肠绞痛、食欲减退、恶心和呕吐等，甚至出现中毒症状，如发热、畏寒、头痛、脱水、酸中毒、肌肉痉挛和休克等。

2）急性胃炎的营养治疗阶段

第一阶段：①腹痛明显或持续性呕吐者，应禁食，卧床休息,由静脉输液补充水分和电解质。②杜绝任何致病因素对胃黏膜的刺激,注意防止脱水和酸中毒。③病情较轻者,可采用清流食或流食,持续时间为1~3天。④流食每日5~7餐,每餐量200~250毫升,每日流食总量1200~1800毫升,以避免增加胃的负荷和对胃黏膜的刺激。

第二阶段:在度过急性期后,可选择清淡少渣的半流食,并逐步过渡到软食和普食。

3)急性胃炎的食物选择

①可用食物:米汤、藕粉、果汁、清汤和蛋汤等。

②禁用食物:粗粮、杂豆、粗纤维食物、刺激性调味品(如辣椒、芥末、强烈的香料等),以及浓茶、浓咖啡等。对伴肠炎腹泻者,还应禁食蔗糖、牛奶、豆奶及相关产品。

急性胃炎患者推荐食谱见表3-3。

表3-3　　急性胃炎患者流质食谱举例

餐　次	食　物
早餐	牛奶250毫升冲藕粉15克(伴腹泻者不宜用牛奶,可单用藕粉)
加餐	果汁200毫升
午餐	水蒸蛋(鸡蛋50克)
加餐	豆浆250毫升
晚餐	蔬菜汁甩鸡蛋(菜汁200毫升、鸡蛋50克)
加餐	米汤(大米25克加水400毫升)

(2)慢性胃炎

1)慢性胃炎的临床特点

慢性胃炎在我国是常见病和多发病。胃镜检查与胃黏膜

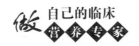
活组织检查等证明,慢性胃炎占受检总数的37%～75%。

慢性胃炎中,以浅表性胃炎与萎缩性胃炎最为常见,有时临床上两种病变同时存在。

慢性胃炎的临床症状是由胃功能失调后的多种因素引起的。因此,胃黏膜病变的轻重程度与患者的症状并不完全一致,尤其当泌酸功能增强和胃蠕动频繁时,胃部的症状就会加重。

2)慢性胃炎的饮食因素

慢性浅表性胃炎与饮食因素有一定关系。导致慢性胃炎的饮食因素有:长期饮用对胃有刺激的烈酒、浓茶、咖啡,食用过量的辣椒等调味品;不合理的饮食习惯,如进餐不规律等;摄食过咸、过酸或过于粗糙的食物,反复刺激胃黏膜;营养素的缺乏,如蛋白质和B族维生素长期缺乏等,使消化道黏膜变性。

3)慢性胃炎营养治疗的基本原则

①细嚼慢咽。尽量减少胃部负担,并发挥唾液的功能。唾液中的黏蛋白、氨基酸和淀粉酶等能帮助消化,溶菌酶有杀菌的能力,能阻止口腔细菌大量繁殖,咽入胃后可中和胃酸,降低胃酸的浓度。

②采用温和食谱。除去对胃黏膜产生不良刺激的因素,创造胃黏膜修复的条件。食物要做得细、碎、软、烂。烹调方法多采用蒸、煮、炖、烩与煨等。

③少量多餐,每餐勿饱食,不使胃部负担过大。用干、稀搭配的加餐办法(如牛乳1杯、饼干2片、煮蛋1个),解决摄入能量

不足的问题。

④增加营养。注意多摄入生物学价值高的蛋白质和含维生素丰富的食物,贫血患者多摄入含铁多的动物内脏、蛋类、带色的新鲜蔬菜和水果(如西红柿、茄子、红枣、绿叶蔬菜)。

⑤注意酸碱平衡。当浅表性胃炎患者胃酸分泌过多时,可多用牛乳、豆浆、涂黄油的烤面包或带碱的馒头干以中和胃酸;当萎缩性胃炎患者胃酸分泌过少时,可多用浓肉汤、鸡汤、带酸味的水果和果汁及带香味的调味品,以刺激胃液的分泌,帮助消化;当慢性胃炎患者伴有呕吐和腹泻等急性症状时,应大量补给液体,使胃部充分休息;当并发肠炎时,食谱中不能含有能引起胀气和含粗纤维较多的食物,如蔗糖、豆类和生硬的蔬菜及水果。

4)慢性胃炎的食物选择

①可用食物:清淡、少油、无或极少刺激性的易消化食物;伴缺铁性贫血者,可适量选用鸡蛋、瘦肉、猪肝等;增加水果、果汁及新鲜少渣的蔬菜。

②禁用食物:粗粮、杂豆、粗纤维食物、肥肉、奶油、油炸(煎)食物。对胃酸分泌过多者,禁用浓肉汤、刺激性调味品(如辣椒、洋葱、咖喱、胡椒粉、芥末)、浓茶及浓咖啡等。对伴肠炎腹泻患者,还要禁食蔗糖、牛奶、豆奶及相关产品。

慢性胃炎患者的食谱举例见表3-4。

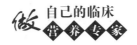

表3-4　　慢性胃炎患者的食谱举例

餐　次	食　　物
早餐	大米粥(大米50克),小花卷(面粉50克),煮鸡蛋(40克)
加餐	牛奶250毫升(如饮用牛奶后出现腹胀、腹泻等,可改用奶粉、酸奶或者豆浆),饼干25克
午餐	软饭(大米100克),溜鱼块(鱼肉100克、黄瓜50克),西红柿鸡蛋汤(西红柿50克、鸡蛋40克)
加餐	豆浆250克,蛋糕25克
晚餐	大米粥(大米50克),发糕(面粉50克),肉末冬瓜(猪肉50克、冬瓜100克)
加餐	水果泥(水果150克)

注:全日用油20～25克。

三、心血管疾病

膳食营养是影响心血管疾病的因素之一。从膳食中摄入的能量、饱和脂肪和胆固醇过多,以及蔬菜、水果、膳食纤维不足等,均可增加患心血管疾病的风险。而合理、科学的膳食结构可降低患心血管疾病的风险。常见的心血管疾病有高血压、冠心病、动脉粥样硬化、心肌梗死、心力衰竭等。

(一)原发性高血压

1.概　述

高血压是最常见的心血管系统疾病。近年来,全球发病率逐年递增,据不完全统计,我国现有高血压患者约2.5亿人。高血压是冠心病的主要危险因素,脑卒中(俗称"中风")、心力衰竭及慢性肾脏病是其主要并发症。有很多因素会影响血压的变化,如季节变化、食盐摄入量、年龄、精神压力、肥胖、饮食习惯及运动等。目前,国内高血压的诊断采用2000年中国高血压治疗指南建议的标准(表3-5)。

表3-5　　2000年中国高血压治疗指南建议标准

类　　别	收缩压(毫米汞柱)	舒张压(毫米汞柱)
正常血压	<120	>80
正常高值	120～139	80～89
高血压	≥140	≥90
1级高血压(轻度)	140～159	90～99
2级高血压(中度)	160～179	100～109
3级高血压(重度)	≥180	≥110
单纯收缩期高血压	≥140	<90

虽然高血压难以治愈,但是通过做好血压管理工作,就能减轻高血压对身体的困扰和危害。其中,饮食管理至关重要。

2.高血压的营养相关因素

(1)钠

众所周知,食盐的摄入量与高血压的发生呈显著相关性。据流行病学研究发现,食盐摄入量高的地区,高血压发病率也高,限制食盐摄入量可改善血压水平。因为钠能调节细胞和细胞液中的水分情况,有助于细胞功能的正常发挥。体内钠过多,可引起细胞外液增加,心排出量增高,血压上升。所以,高血压患者应减少食盐的摄入量。

(2)钾、钙、镁

钾可抑制肾小管对钠的吸收,进而可促进钠的排泄,拮抗

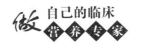

因钠含量增多所引起的不利影响。对轻度高血压患者而言,钾有降压作用。钙与血管的收缩和舒张有关,人体若摄入充足的钙,能增加尿钠排泄,减轻钠对血压的不利影响,有利于降低血压。镁能使周围血管扩张,稳定血管平滑肌细胞膜的钙通道,激活钙泵,泵入钾离子,限制钠内流。因此,体内镁若缺乏,可使血管收缩,引起血压升高。

(3)能量

能量摄入过多就容易引起超重和肥胖。肥胖者的高血压发病率比正常体重者显著增高,且易发生并发症。临床上多数高血压患者易合并超重或肥胖等情况。而通过限制能量摄取,使体重减轻后,患者的血压就会有一定程度的降低。

(4)脂肪和胆固醇

脂肪若被人体摄入过多,可致肥胖症和高血压的出现。尤以饱和脂肪酸为主,高脂肪、高胆固醇膳食容易导致动脉血管发生粥样硬化,故摄入过多的动物脂肪和胆固醇对高血压防治不利。

(5)维生素C和B族维生素

维生素C能够促进人体合成具有扩张血管作用的氧化物,从而有助于降低血压。另外,维生素C能将胆固醇氧化成胆酸排出,从而降低发生动脉硬化的概率。B族维生素具有改善脂质代谢、促进血液循环、降低血压的作用。

(6)膳食纤维

膳食纤维具有调整糖类和脂质代谢的作用,能结合胆酸,避免胆酸合成为胆固醇而沉积在血管壁致血压升高。同时,膳食纤维还能促进钠的排出,降低血压。

(7)其他因素

吸烟易使血管痉挛,导致血管内皮损伤,使血压升高,明显增加高血压患者患冠心病的概率。茶叶中的茶碱和黄嘌呤等有利尿、降压作用。高血压合并肥胖、高脂血症及心功不全者应禁酒。

3.高血压的营养治疗原则

膳食治疗总的原则是适量控制能量及食盐量,降低脂肪和胆固醇的摄入水平,达到控制体重、防止或纠正肥胖、利尿排钠的目的。应采用低脂、低胆固醇、低钠、高维生素、适量蛋白质和热量的膳食。

(1)限制总能量

超重和肥胖的高血压患者除应适当增加运动外,还应限制总能量的摄入,把体重控制在标准范围内。肥胖者应节食减肥,但体重减轻不宜过快,以每周降低1.0～1.5千克为宜。

(2)适量蛋白质

应多选生物学价值高的优质蛋白,按1克/千克标准体重供给。其中,植物蛋白质可占50%,动物蛋白质选用鱼肉、鸡肉、牛肉、鸡蛋白、牛奶、猪瘦肉等。

(3)减少脂肪,限制胆固醇

脂肪供给为40～50克/天,胆固醇摄入量应小于300毫克/天。不吃或少吃猪皮、鸡皮、鸭皮、动物内脏、贝类、乌贼、蛋黄等高脂肪、

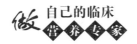

高胆固醇食物。烹调用油宜选用植物油,20~25毫升/天。不用油煎、油炸等烹调方法。

（4）多选用复合糖类

进食复合糖类、含膳食纤维高的食品,如淀粉、燕麦、薯类、糙米、荞麦、玉米及小米等均可促进肠蠕动,加快胆固醇的排出,对防治高血压有益。少吃精制糖类及含精制糖类的食品,如白糖、红糖、冰糖、饼干、糕点、巧克力及含糖饮料等。

（5）矿物质和微量元素

①限制钠盐:高血压患者每天摄入食盐应控制在5克以下,在烹调食物时应尽量少放盐,少用含钠酱油、鸡精、黄豆酱等调味品,可用醋、姜、蒜、柠檬等调料来提味,不吃或少吃腌制食物。

②补钾:限钠时应注意补钾,钾钠比例至少为1.5:1。有些利尿药可使钾从尿中大量排出,故应供给含钾丰富的食品或者钾制剂。含钾高的食品有菠菜、苋菜、豆苗、香菜、油菜、香蕉、土豆、黄豆、蘑菇、瘦牛肉及瘦猪肉等。

③补钙:钙对高血压的治疗有一定作用。含钙丰富的食品有黄豆及其制品、葵花籽、核桃、牛奶、花生、鱼、虾、红枣、韭菜、柿子、芹菜及蒜苗等。

（6）补充维生素C

大剂量维生素C可使胆固醇氧化为胆酸而排出体外,改善心功能和血液循环。橘子、大枣、番茄、芹菜叶、油菜、小白菜及莴笋叶等食品中均含有丰富的维生素C。多吃新鲜蔬菜和水果,有助于高血压病的防治。其他水溶性维生素,如维生素B$_6$、

维生素 B_1、维生素 B_2 和维生素 B_{12} 均应及时补充,以预防相应的维生素缺乏症。

（7）养成良好的膳食习惯

定时、定量进食,晚餐宜七八分饱,不暴饮暴食,少吃零食;多食果蔬及多膳食纤维食物,少吃加工食品,不挑食、偏食;应喝淡茶,戒烟,最好忌酒。

（8）食品选择

①宜选食物:能辅助降压的食物有芹菜、胡萝卜、番茄、荸荠、黄瓜、木耳、海带、香蕉等,能辅助降脂的食物有山楂、香菇、大蒜、洋葱、海鱼、绿豆等。此外,草菇、香菇、平菇、蘑菇、黑木耳、银耳等菌菇类食物对防止高血压、脑出血、脑血栓等心脑血管系统疾病均有较好的效果。

②忌用食物:所有过咸食品、腌制品、蛤贝类、皮蛋、蜜饯、烟、酒、浓茶、咖啡及辛辣刺激性食品均为忌用食物。

4.推荐降压茶饮

①杜仲茶:是以野生杜仲初春芽叶泡制而成的,具有降血压、补肝肾、强筋骨等功效。经常饮用此茶,可以起到理想的降压效果。其饮用方法为取茶5～15克,用85℃左右开水冲泡,以500毫升水为宜,加盖闷泡5分钟。保健量:15～25克/天。治疗量:每天30克以上。

②杞菊决明茶:清肝泻火,养阴明目,降压降脂。取枸杞子10克、菊花3朵、决明子15克,放入杯中,用沸水冲泡,加盖闷8分钟后,加入适量蜂蜜,代茶饮用。

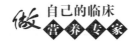

③山楂茶：山楂所含的成分可以助消化、扩张血管、降低血糖及降低血压。经常饮用山楂茶，对于治疗高血压具有明显的辅助疗效。其饮用方法为每天数次用鲜嫩山楂果1～2枚泡茶饮用。

④荷叶茶：中医实践表明，荷叶的浸剂和煎剂具有清热解毒、扩张血管以及降血压之功效。荷叶治疗高血压的饮用方法为用荷叶半张洗净切碎，加适量的水，煮沸放凉后代茶饮用。

⑤金盏花苦丁茶：能去肝火，散风热，缓解肝火亢盛型高血压。制作方法为取金盏花5克、苦丁茶5克一起放入杯中，冲入沸水，加盖闷泡约5分钟后即可饮用。

⑥槐花茶：将槐树生长的花蕾摘下晾干后，用开水浸泡后当茶饮用，每天饮用数次，对高血压患者具有独特的治疗效果。

⑦首乌茶：首乌具有降血脂、减少血栓形成之功效。血脂增高者，常饮首乌茶所带来的疗效十分明显。其制作方法为取制首乌20～30克，加水煎煮30分钟后，待温凉后当茶饮用，每天一剂。

⑧葛根茶：葛根具有改善脑部血液循环之功效，对高血压引起的头痛、眩晕、耳鸣及腰酸腿痛等症状有较好的缓解作用。将葛根洗净切成薄片，每天30克，加水煮沸后当茶饮用。

高血压患者的食谱举例见表3-6。

表3-6　　高血压患者食谱举例

餐　次	食　物
早餐	燕麦粥,地瓜1个
午餐	米饭,芹菜肉丝,开洋冬瓜汤
晚餐	米饭,木耳鱼片,拌番茄,紫菜虾皮汤

注:全日用油20克,盐4克。

(二)冠状动脉粥样硬化性心脏病

1.概　述

冠状动脉粥样硬化性心脏病,简称冠心病,是指由于冠状动脉粥样硬化而引起血管腔狭窄或阻塞,造成心肌缺血、缺氧或坏死而导致的心脏病,是一种严重危害人类健康的疾病。在美国和许多发达国家,冠心病排在死亡原因的第一位。在我国城市和农村,冠心病的发病率和死亡率也在逐年升高,且城市高于农村,男性高于女性。其危险因素,除性别、年龄、家族史外,还有高血压、血脂异常、超重/肥胖、糖尿病、不良生活方式(包括吸烟、缺少体力活动、过量饮酒)、不合理膳食(高脂肪、高胆固醇、高热量等)及社会心理因素等。季节变化、情绪激动、体力活动增加、饱食、大量吸烟和饮酒等常会引起冠心病的发作。

2.冠心病的营养相关因素

(1)脂类

膳食中脂肪的摄入数量和质量与动脉粥样硬化的发病率和死亡率呈明显正相关。各种脂肪酸对血清胆固醇和甘油三

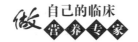

酯有很大的影响。若增加膳食中多不饱和脂肪酸的含量,即亚油酸、亚麻酸和花生四烯酸,同时减少饱和脂肪酸的供给,则血清胆固醇水平有中等程度下降,且其血液凝固有降低趋势。注意多不饱和脂肪酸与饱和脂肪酸的比例,当前推荐其比值范围为1:1~2:1。

(2)胆固醇

高胆固醇血症是发生冠心病的重要危险因素。膳食中的胆固醇摄入量与动脉粥样硬化发病率呈正相关。膳食中的胆固醇含量过高会导致高胆固醇血症和动脉粥样硬化。食品中的胆固醇含量越高,人肠黏膜对胆固醇的吸收也越高。

(3)能量

维持理想体重是预防冠心病的膳食治疗的目标。膳食摄入能量过多,会引起超重、肥胖,而超重、肥胖是冠心病的危险因素之一。

(4)糖类

糖类摄入过多,可使血甘油三酯水平升高,容易导致肥胖,而肥胖是高脂血症的易发因素。糖类的摄入量和种类与冠心病的发病率有关,果糖对甘油三酯的影响比蔗糖大,这说明果糖更易合成脂肪,其次为葡萄糖,再次之为淀粉。

(5)蛋白质

动物蛋白质对血胆固醇的升高作用比植物蛋白质明显得多,这可能与动物性食品中所含的较高胆固醇及饱和脂肪酸有关。植物蛋白质,尤其是大豆蛋白质有降低血清胆固醇和预防动脉粥样硬化的作用。用大豆蛋白质替代动物蛋白质,可使血清胆固醇下降19%左右。大豆蛋白质既含有丰富的氨基酸,又含有较高的植物胆固醇,有利于胆酸排出,减少胆固醇合成。大豆卵磷脂对胆固醇运转有帮助作用,故供给大豆蛋白质可增加血管弹性、降低脆性,可预防出血。生物黄酮类有类似维生素C的功能,具有保护维生素C和防止其降解的功能。

①维生素E:具有抗氧化、防衰老的作用,有助于维持细胞膜的完整性,提高氧利用率,使机体对缺氧耐受力增高,增强心肌代谢及对应激的适应能力。维生素E还能抗凝血,增强免疫力,改善末梢循环状态,防止动脉粥样硬化。

②维生素B_1:缺乏时可使心肌出现代谢障碍,严重时可导致心力衰竭。缺乏维生素B_1的患者会出现脚气病及心脏病等临床症状。维生素B_1供给要充足,能量越多,糖类和蛋白质比例越高,则维生素B_1需要量也越大。

③维生素PP:是强降脂药物,大剂量地给药对治疗高脂蛋白血症有一定疗效。维生素PP可显著降低极低密度脂蛋白和低密度脂蛋白水平,而增高高密度脂蛋白水平,有抗动脉粥样硬化功效。但使用大剂量维生素PP时有不良反应,故国内应用较少。

④维生素B_6:与亚油酸同时应用,能降低血脂。这是因为维生素B_6能促进亚油酸转变成花生四烯酸,花生四烯酸可使胆固醇氧化为胆酸,故可降低血脂。

(6)矿物质及微量元素

矿物质及微量元素对高脂血症及冠心病的发生有一定影

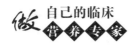

响。钙、镁、铜、铁、铬、钾、碘、氟对心血管疾病有抑制作用,缺乏时可使心脏功能和心肌代谢异常。补充铬可提高高密度脂蛋白浓度,降低血清胆固醇水平。锌过多或铜过低时,血清胆固醇含量增加。锌铜比值升高时,血清胆固醇水平也升高。

(7)其他

①食物纤维:可缩短食品通过小肠的时间,减少胆固醇的吸收。在肠内,食物纤维与胆酸形成络合物,减少胆酸重吸收。高纤维膳食可使血清胆固醇水平降低。因食物纤维可使绝大部分胆固醇转变成胆酸,少量会再次进入血液循环;而摄入低食物纤维时,仅有少量的胆固醇变成胆酸,绝大部分进入血液,使血清胆固醇增高,故食物纤维对脂质代谢、糖类代谢和预防动脉粥样硬化都具有良好的作用。尤其以果胶、树胶和木质素等降胆固醇的效果最好。

②酒:大量饮酒可致甘油三酯增高。酒精能促进肝内脂肪的生成,刺激极低密度脂蛋白的合成,致脂肪肝和高甘油三酯血症。

③烟:吸烟可损伤血管内皮,引起血管痉挛,促使血小板聚集,引起脂肪代谢紊乱。

3.冠心病的营养治疗原则

提供合理的能量,控制体重;减少脂肪的摄入总量,以及饱和脂肪酸和胆固醇的摄入量;多不饱和脂肪酸、单不饱和脂肪酸和饱和脂肪酸的摄入比例为1:1:1;增加多不饱和脂肪酸的摄入,限制单糖和双糖的摄入;供给适量矿物质及维生素。

①限制能量,以维持理想体重,最好能少量多餐,每天控制在4~5餐。

②冠心病患者的膳食蛋白质占总能量的13%~15%,或按1克/千克标准体重供给;动物蛋白质占蛋白质总量的20%~30%,不宜超过50%;宜多选黄豆及其制品。

③限制脂类的摄入,脂肪摄入量应占总能量的20%左右,不应超过25%。有高胆固醇血症者,脂肪摄入量可降至总能量的16%。应选用植物油,禁用动物脂肪高的食物。作为预防膳食时,食物胆固醇供给应限制在300毫克/天以下;治疗膳食应小于200毫克/天。禁用高胆固醇食物,如动物内脏、蛋黄、肥肉、贝类、墨鱼及动物性脂肪等。

④碳水化合物以占总热能的65%左右为宜,对高甘油三酯血症者应控制在55%左右;宜选用多糖类碳水化合物,多选粗粮、蔬菜、水果等含纤维素高的食物,应限制含单糖和双糖高的食物。

⑤供给充足的维生素和矿物质,多食用新鲜蔬菜和水果。海带、紫菜、发菜、黑木耳等富含蛋氨酸和钾、镁、铜、碘等元素的食物均有利于冠心病的治疗。

⑥禁烟,禁酒。

4.冠心病患者的食物选择

①可多选择的食物:各种谷类,尤其是粗粮、豆类制品;蔬菜,如洋葱、大蒜、金针菜、绿豆芽、扁豆等;菌藻类,如香菇、木耳、海带、紫菜等;各种瓜果。

②可以适当选择的食物:瘦肉,包括瘦的猪肉、牛肉和家禽

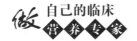

肉(去皮);鱼类,包括多数河鱼和海鱼;植物油,包括豆油、玉米油、香油、花生油、橄榄油;奶类,包括去脂乳及其制品;鸡蛋,包括蛋清、全蛋(每周2~3个)。

③少食或忌食食物:动物脂肪,如猪油、黄油、羊油、鸡油等;肥肉,包括猪、牛、羊等的肥肉;脑、骨髓、内脏、蛋黄、鱼子;刺激性食品,如辣椒、芥末、胡椒、咖喱、大量酒、浓咖啡等;软体动物及贝壳类动物;糖、酒、烟、冰淇淋、巧克力及油酥甜点心等。冠心病患者食谱举例见表3-7。

表3-7　　冠心病患者食谱举例

餐　次	食　物
早餐	脱脂牛乳200毫升,玉米花卷50克,小米粥(小米30克)
午餐	米饭(大米125克),虾仁豆腐(虾仁50克、豆腐100克),番茄炒蛋(番茄80克、鸡蛋50克),胡萝卜西兰花菜(胡萝卜30克、西兰花菜100克),苹果100克
晚餐	米饭(大米125克),清蒸小黄鱼(小黄鱼100克),拌黄瓜100克,香菇菜心(香菇30克、青菜100克)

注:全日烹调用玉米油20克,盐4克。

四、神经系统疾病

(一)神经系统相关疾病的临床营养治疗

神经疾病的营养障碍问题很普遍,意识障碍、精神障碍、神经源性呕吐、神经源性延髓麻痹、神经源性呼吸衰竭及有严重并发症的患者,营养代谢功能均可受影响。其可能存在营养风险,也可能引起营养不良,从而加重原发疾病,增加并发症。因此,针对神经疾病患者的营养治疗应注重改善患者的营养代谢状态,从而维持能量-蛋白质平衡。

1.对脑卒中患者的营养指导

脑卒中,俗称中风,又称脑血管意外,指凡因脑血管阻塞或破裂引起的脑血管循环障碍和脑组织功能或结构损害的疾病。脑卒中可分为两大类,即缺血性脑卒中和出血性脑卒中。不论哪一种,都会造成不同范围、不同程度的脑组织损伤,因而产生多种多样的神经精神症状,严重的还会危及生命,很多患者治愈后也留有后遗症或因此致残。脑卒中的多数危险因素与人们的社会行为及生活方式有关,如果人们改变不良生活方式和不健康行为,提高自我保健意识和能力,则脑卒中的预防效果显著。

为防治脑卒中的发生,在膳食配制方面应根据患者的年龄和工作性质按平衡膳食的原则予以安排,其具体要求如下。

①对动脉粥样硬化患者(如肥胖型者),应减轻其体重,使之达到或接近正常体重。限制动物脂肪或胆固醇含量较多的食物的摄入,可选用植物油,如玉米油、豆油、香油、菜油、茶油和脱色沙拉油等。

②膳食中应有适当蛋白质,包括动物蛋白质(如蛋清、瘦猪肉、羊肉、鱼、鸡肉、脱脂牛奶等)和植物蛋白质(如黄豆、黑豆、赤豆等豆类,以及豆腐、豆腐干、豆腐丝等豆制品等)。

③多吃蔬菜(如油菜、白菜、圆白菜等)和水果,特别是富含维生素C的水果(如山楂、柑橘、柠檬、猕猴桃等)。多吃含碘的

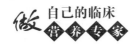

食物(如海带、紫菜、蘑菇、虾米等),有利于降血脂。

④膳食以清淡为主,以保护食欲。应减少盐的摄入量,防止钠潴留,这对高血压的防治有利。

⑤严禁烈性酒,禁用浓茶、咖啡及有刺激性的调味品(如辣椒、胡椒面、芥末、咖喱等)。每日要少量多餐,不要暴饮暴食,因过度饱餐会加重心脏负担。

对意识昏迷者,可行鼻饲饮食。脑出血患者的治疗一般应保持环境安静,要求绝对卧床,除对症治疗用药外,在饮食上应注意能量补充,保证水、电解质及酸碱平衡。脑出血昏迷患者在起病12小时内宜禁食,最基本的需要可由静脉补充。液体输入不可过快,以免影响心脏。如用脱水机或当患者出现呕吐时,对其应给予补钾,每日补氯化钾3克。对于昏迷者,可给予鼻饲流食,开始每日可给予800~1000千卡热量的食物;如患者病情稳定、无呕吐、无腹泻,则可给予1500~1800千卡热量的食物,并每日每千克体重供给0.5~1.0克蛋白质和充足维生素。鼻饲管每周应换1~2次,以免引起食管炎。鼻饲饮食可用混合奶、匀浆膳及配方膳等。

家庭制备时,可根据下列步骤进行。

(1)食物选用

①谷类:各种米汤、稠粥、烂饭、去皮馒头、面包、藕粉、炒面粉及蔗糖等。

②蛋白质食品:鲜牛奶、低脂奶、豆浆、豆腐、瘦肉末(猪、牛、羊、禽、鱼)、熟鸡蛋(不用生的,以防污染,蛋黄每周不超过3个)。

③菜果类:菜水、碎菜、煮水果丁、果汁。

④其他:植物油、食盐、多种维生素和微量元素补充剂。

(2)制备方法

①将用具洗净。

②食物数量称量。

③将流食煮沸以消毒。

④将部分流食与固体物质如鸡蛋、碎菜、肉末等混合,置于电动搅碎机中搅成匀浆状,再与其他流食、油、盐等混匀。

⑤过细箩盛入消毒瓶内,盖上橡皮瓶盖,插上注射针头,使之透气,蒸20分钟以进行消毒。

⑥过酸的果汁勿与蛋白质食物合用,以免凝块。

⑦消毒过的匀浆膳应保存在冰箱中,24小时以后应弃之不用。

⑧注意喂饲方法。

匀浆膳(举例1000毫升):牛奶400毫升、豆浆400毫升、大米粥200毫升(大米30克)、熟蛋白50克(鸡蛋2个)、鸡胸脯肉50克、胡萝卜100克、糖50克、植物油15克、盐2克。可供蛋白质38克、脂肪34克、糖类97克、能量3539千焦(846千卡)。

2.对老年痴呆患者的营养指导

痴呆是在意识清楚情况下全面持续的智能障碍,是获得性、进行性的认知功能障碍综合征,表现为记忆、语言、视空间功能障碍,人格异常及认知能力降低,行为和感觉异常,日常生活、社会交往、工作能力明显减退,是后天智能的持续性障碍。

痴呆常见于老年人,根据病因大致可分为三类,即阿尔茨

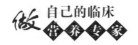

海默病（Alzheimer disease,AD）、血管性痴呆（vascular dementia,
VD）和其他原发性或继发性影响脑功能的各种疾病。其中,以
阿尔茨海默病多见。

　　阿尔茨海默病起病大多为隐袭性,表现为进行性智能衰
退,包括记忆力下降、认知障碍,多伴有人格改变。神经病理表
现为脑皮质萎缩,以颞、额、顶叶较为显著,特征性组织病理表
现主要有老年斑、神经元纤维缠结、海马椎体细胞颗粒空泡变性
和神经元缺失。

　　阿尔茨海默病患者的营养状况存在营养摄入不足和能量
消耗增加（难以控制的活动）两方面的问题。调查结果显示,营
养不良的发生率为66.7%。营养不良和护理缺乏可使其病情恶
化,并导致不必要的住院事件发生,从而增加了全社会的医疗
费用开支。早期阿尔茨海默病患者常因味觉的减退、日常生活
能力的下降、忘记进餐以及情绪等因素的影响,摄食有所减少;
晚期阿尔茨海默病患者则由于吞咽困难、拒绝进食、意识下降
等,通常需要肠内营养。阿尔茨海默病营养治疗的主要目的是
减少并发症,提高生活质量,降低病死率。

　　（1）与老年痴呆有关的营养因素

　　有人认为阿尔茨海默病与神经递质生物合成酶的活性降
低有关;也有人认为是由于神经组织过氧化、自由基产生过多,
导致细胞病理性老化。营养因素被认为是痴呆发病的环境因
素之一。伴随着年龄的增加,人体器官功能降低,腺体分泌减
少,代谢、免疫功能下降,如果所需要的营养素（蛋白质、维生

素、微量元素等)补给不足或不当(脂肪过多),则老化的进程会加快。

有文献报道,老年人饮水及进食蔬菜、水果减少,预示着发展为痴呆的机会增加。许多研究结果显示,心血管危险因素也会增加阿尔茨海默病的发生风险,包括高血压、高脂血症、心脏病及糖尿病等。痴呆本身又能引起饮食习惯、进食习惯的改变,从而导致营养素的缺乏,加重营养不良。

(2)老年痴呆的营养治疗原则

①通过营养状况评估及时发现阿尔茨海默病患者的营养不良,通过营养量表筛查营养不良情况,尽早干预。对医务工作者应进行阿尔茨海默病营养学知识普及。

②干预进食行为:让患者养成定时、定量进食的生活习惯,通过言语暗示,督促患者进食。将进食工具简易化,增加食物视觉分辨性,增加含水量多的食物,将食物分成小块,使食物柔软、易咀嚼。多次进食,每次进食的食物应单一化,从而减少进食时的干扰。可增加液体食物的摄入,如水、果汁、牛奶、汤等。

③在营养素的搭配方面:要根据营养不良的程度调整热量摄入。碳水化合物的摄入量不应低于总热量的55%,应以复合碳水化合物为主。蛋白质摄入量为1.2～1.5克/(千克·天),以优质蛋白质为主,如鱼、肉、奶等;可多食豆类及豆制品。脂肪摄入量占总热量的30%以下,增加不饱和脂肪酸的摄入,减少饱和脂肪酸及胆固醇的摄入,饱和脂肪酸与不饱和脂肪酸的摄入比以4:5为宜。进食富含B族维生素及维生素E、维生素C、维

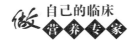

生素A的食物。富含维生素E的食物有植物油、人造奶油、坚果,谷物、鸡蛋黄、蔬菜和水果次之。绿色蔬菜、柑橘类水果富含维生素C。多进食富含钙、锌、硒等微量元素的食物,如海产品、豆类、贝壳类、乳类等。少进食含铝的食物,如油条等;不用铝制餐具。

④营养支持的特殊措施:对严重痴呆患者,可通过管饲加强肠内营养以改善营养状况,最常见的方式有鼻胃管及经皮内镜下胃造瘘术(percutaneous endoscopic gastrostomy,PEG)。其中,放置PEG管患者的生存率高于放置鼻胃管者。PEG可减小误吸及发生吸入性肺炎的概率,解决因进食困难所致的营养不良,可延长痴呆患者的生存时间,推荐用于痴呆晚期的患者。

⑤适当增加体力劳动:体力活动能减少肌肉萎缩,增加食欲,有助于维持阿尔茨海默病患者体内营养平衡,并缓减因肌肉萎缩所致的肌肉力量下降,还可减少跌倒次数,降低患者的依赖性及死亡率。

总之,饮食营养因素在阿尔茨海默病的发生发展过程中起着重要作用。老年性痴呆的营养支持既要考虑老年人的生理特点,又要兼顾痴呆患者对营养的特殊要求,多摄入富含不饱和脂肪酸、B族维生素、维生素E、维生素C、钙、锌的食物。及早发现进食障碍,可借助辅助餐具进食,干预患者的进食行为,必要时通过PEG等管饲方式加强痴呆患者的营养支持,从而改善痴呆患者的营养状况和生活质量,延长其生存时间。

(3)对老年痴呆患者的推荐意见

①阿尔茨海默病患者存在营养不良风险,应常规进行营养状况的评估,特别是体重的监测。

②积极饮食干预与改善生活习惯、补充多种维生素、联合应用抗抑郁药及胆碱酯酶抑制剂可改善早期阿尔茨海默病患者的认知功能。

③早期阿尔茨海默病患者若发现有营养不良风险,则应行经口补充营养治疗。

④当晚期阿尔茨海默病患者无法进食时,可考虑行管饲治疗,有条件者可采用经皮内镜下胃造瘘术。

五、内分泌疾病

(一)糖尿病

1.糖尿病与营养不良

糖尿病是以血液循环中葡萄糖水平持续升高为基本特征的临床代谢综合征,是由胰岛素缺乏和胰岛素生物作用障碍引起的碳水化合物、脂肪、蛋白质及水和电解质的代谢紊乱。

糖尿病的急性代谢紊乱可引起酮症酸中毒、非酮症高渗性昏迷、低血糖、慢性高血糖,后可引起大血管、微血管病变,可伴有多个脏器损害,而由此产生的并发症正是影响糖尿病患者生存质量的主要原因。胰岛素为一种贮能激素,在代谢中起着促进合成、抑制分解的作用。当胰岛素分泌相对或绝对不足时,拮抗胰岛素的激素分泌会相应地增多,从而促进体内分解代

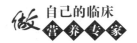

谢,并抑制合成,导致组织利用葡萄糖减少,使机体处于糖供应不足的状态,这时能量来源于脂肪和蛋白质。机体动员脂肪供给能量,同时加剧蛋白质分解,使尿中的尿素氮排出量增加,从而出现负氮平衡。总的代谢发生改变,即糖、脂肪、蛋白质的合成下降而分解代谢增加,从而导致全身代谢紊乱和营养不良。

研究证明,糖尿病本身即为营养不良的一个危险因素,尤其是老年糖尿病患者,往往合并慢性肾病、慢性阻塞性肺病等具有较高营养不良风险的疾病,更易患营养不良。同时,营养不良也是影响糖尿病预后的一个重要因素。对老年住院糖尿病患者进行营养筛查的调查结果显示,其营养风险的发生率为30.3%～33.2%。患者营养不良尤其是住院患者营养不良往往伴随着体重指数下降,伤口恢复时间延长,免疫功能出现障碍等,从而导致住院天数的延长及由于感染而引起的并发症发生率升高。

因此,在治疗糖尿病时应重视为患者提供恰当的营养支持。而在创伤、感染、手术等应激状态下,对营养代谢的影响首先是高代谢、高能耗;其次是外源性营养物质的利用障碍,造成营养物质缺乏、低蛋白血症和免疫功能低下等营养障碍现象。而糖尿病患者在此类应激状态下可使原来已存在的胰岛素分泌障碍更为严重,机体对外源性胰岛素的敏感性进一步降低,从而加剧高血糖症,同时也会增加机体的营养需求,此时纠正营养不良往往更为迫切。如治疗不恰当,会加重患者的糖代谢障碍,影响预后。

2.糖尿病患者营养支持与血糖监测

经前瞻性和回顾性研究表明,额外增加营养,不论肠内营养还是肠外营养治疗,均是糖尿病患者血糖异常的一个危险因素。忽略血糖监控、口服降糖药及胰岛素的管理会导致显著的血糖波动。血糖异常与糖尿病患者感染的发生显著相关。血糖异常容易导致糖尿病患者补体功能受损,粒细胞功能降低,免疫力减退,感染风险增加。

对于需要营养支持的糖尿病患者来说,高血糖本身伴随着高风险事件的发生,包括心脏病并发症、感染、脓毒症及肾功能不全。瞬时葡萄糖高峰(血糖波动幅度大)易引起动脉壁急性损害,经尿(糖)丢失能量、水和电解质,诱发高渗性非酮症性昏迷、酮症酸中毒、高脂血症、假性低钠血症,以及经氧化应激的直接毒性作用,增加感染发生的概率,延长住院时间,影响伤口愈合。高血糖的慢性危害包括糖化血红蛋白HbA_{1c}和糖基化终产物水平的升高,因长期代谢紊乱作用而引起的动脉粥样硬化、代谢综合征,以及心血管疾病的增加。高血糖发生的主要原因一般是由于肠内营养配方中碳水化合物比例较高,或在单位时间内输入的营养素浓度过高,或由于疾病本身,尤其是在并发感染的情况下。

低血糖是另一个需要关注的问题,尤其对于老年糖尿病患者,低血糖所致的急慢性危害包括诱发脑血管意外、心律失常及心肌梗死,患者反应迟钝、痴呆,严重者可出现昏迷甚至危及生命。容易发生低血糖的情况包括:①在使用降糖药或胰岛素

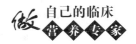
时,中断肠内营养管饲或管饲后呕吐;②过量使用降糖药或胰岛素;③当发生严重应激状态逆转后未及时调整降糖药剂量;④糖皮质激素停用或减量;⑤肠外营养时,输入高浓度的葡萄糖(因内源性胰岛素持续处于较高分泌状态,在突然停止输入高浓度葡萄糖后会出现低血糖),营养液输注速度过快或输注量过多,停用营养液输注时间过长;⑥患者自身存在胃轻瘫,严重的肝、肾损害等。

因此,在对糖尿病患者进行营养支持时,需尤其注意血糖的控制情况。血糖的动态监测对于热量的供给、胰岛素和降糖药的给予,以及有效的血糖控制都至关重要。建议在肠内营养开始的初期即对所有接受肠内营养支持的患者做一个合理安全的血糖监测计划,以期及早发现高血糖或低血糖,指导肠内处方及降糖药的调整,在进行血糖监测的同时还应经常评估患者的体液和电解质状态。同样,建议在行肠外营养治疗前,主管医生需要明确一个规定的胰岛素及高血糖流程去管理危急的高血糖和低血糖值。

(1)血糖监测的目标值

糖尿病患者的血糖控制目标应遵循个体化原则,对血糖控制的风险与获益、成本与效益和可行性方面进行科学评估,寻求合理及平衡。只有平稳控制血糖,才能保证各种营养支持的有效性和安全性。ASPEN指南建议,糖尿病患者在接受营养时,其血糖控制的目标值为7.8～10.0毫摩尔/升。另有研究报道建议,对于病情平稳需要行营养支持的患者,血糖值应严格控制在5.55～

8.33毫摩尔/升,而对处于应激状况下的患者,则希望能将其血糖值控制在5.55～11.10毫摩尔/升。儿童、老年人、有频发低血糖倾向、预期寿命较短以及合并心血管疾病或严重的急、慢性疾病患者的血糖控制目标宜适当放宽,但应避免因过度放宽控制标准而出现急性高血糖症状或相关并发症。2009年,全国肠外肠内营养学术会议提出,对内科重症监护治疗病房(intensive care unit,ICU)的患者进行强化胰岛素治疗并不能降低患者的病死率,而严格控制血糖也存在风险。但对于危重症患者的血糖水平,目前没有明确的推荐意见。

(2)血糖监测时间及频率

目前,快速血糖仪是监测血糖最安全简单的方法。对于肠内营养支持联合口服降糖药控制血糖状态理想的患者,可于清晨测血糖,1次/天。如注射中效胰岛素,1～2次/天可将血糖控制在较为理想的水平,同时可测血糖2次/天。如采用间断滴注法进行管饲,应在首次饲喂前及饲喂后4小时各测血糖1次。对处于应激状态、使用胰岛素静脉滴注控制高血糖者,应每小时检测血糖1次;而后,可减少至每2小时检测1次;当血糖控制稳定时,可每4小时测1次。如果患者血糖稳定,肠内营养采用24h持续泵入或重力滴注,则无须在滴注过程中频繁检测血糖。如管饲时采用间断滴注法,则应在首次饲喂前及饲喂后4小时各检测1次血糖。当滴入量增加至目标剂量时,应每天测血糖4次。如患者每天注射1～2次中效胰岛素,可将血糖控制在理想水平,可每天检测2次血糖。患者病情稳定,用口服降糖药控制血糖理想时,可于每天清晨测1次血

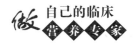

糖。考虑到糖尿病肠外血糖调节的复杂性,肠外营养的实施需要每天进行血糖、电解质及液体量监测。建议护士每6小时监测毛细血管血糖值,直到患者的血糖稳定在8.3毫摩尔/升。

(二)骨质疏松患者的营养治疗

1.骨质疏松定义

骨质疏松是指骨组织显微结构受损,骨矿物质成分和骨基质等比例不断减少,骨质变薄,骨小梁数量减少,骨脆性增加和骨折危险度升高的一种全身骨代谢障碍疾病。在多数骨质疏松患者中,骨组织的减少主要是由于骨质吸收增多所致的。发病多较为缓慢,个别较快,以骨骼疼痛、易于骨折为特征,生化检查基本正常。病理解剖可见骨皮质菲薄,骨小梁稀疏萎缩,类骨质层不厚。

2.骨质疏松简介

根据世界卫生组织(WHO)的标准,美国国家健康和营养调查(NHANES Ⅲ,1988—1994年)结果表明,骨质疏松严重影响老年人的生活质量,在50岁以上人群中,1/2的女性、1/5的男性在他们的一生中会出现骨质疏松性骨折,患者一旦经历了第一次骨质疏松性骨折,继发性骨折的风险就明显加大。我国老年人数量居于世界首位,现有9000万骨质疏松症患者,占总人口的7.1%。随着社会老龄化的进程,骨质疏松症的发病率呈上升趋势,预计到2050年将增加到2.21亿人。那时,全世界一半以上的骨质疏松性骨折将发生在亚洲,且绝大部分在我国。现在,每年的10月20日是"国际骨质疏松日"。

3.骨质疏松病因

导致骨质疏松的原因很多,钙的缺乏是大家所公认的病因。降钙素以及维生素D的不足也是重要因素。然而随着医学的发展,人们对骨质疏松症的研究也逐渐深入。越来越多的科学研究证实,人体的正常环境是弱碱性的,即体液的pH值维持在7.35～7.45。可是受饮食、生活习惯、周围环境及情绪等的影响,人的体液很多时候会趋于酸性,尤其是在人体摄入大量高蛋白、高糖分等食物时,出于本能,为了维持体液的酸碱平衡,身体就会动用体内的碱性物质来中和这些酸性物质。而体内含量最多的碱性物质就是钙质,它们大量存在于骨骼中。那么,在进食大量酸性食物的时候,身体就会自然地消耗骨骼中的钙质来中和血液的酸性,以维持酸碱平衡。因此,可以说酸性体质是钙质流失、骨质疏松的重要原因。

由此可见,改善酸性体质是预防骨质疏松的重要途径。专家指出,食用碱性食品是防止体液酸化、保持人体弱碱性环境、预防和治疗骨质疏松、防止钙流失的最有效方法。

4.骨质疏松症状及危害

(1)疼痛:原发性骨质疏松症最常见的症状为腰背痛,其次为肩背、颈部或腕、踝部疼痛。疼痛沿脊柱向两侧扩散,仰卧或坐位时疼痛减轻,直立时后伸或久立、久坐时疼痛加剧,日间疼痛轻,夜间和清晨醒来时加重,弯腰、肌肉运动、咳嗽、大便用力时加重。

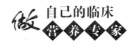

（2）身长缩短、驼背：多在疼痛后出现。脊椎椎体前部几乎由松质骨质组成，而且此部位是身体的支柱，负重量大，因此容易压缩变形，使脊椎前倾、背曲加剧，形成驼背。随着年龄的增长，骨质疏松加重，驼背曲度加大，致使膝关节挛拘显著。

（3）骨折：是退行性骨质疏松症最常见和最严重的并发症，常见脊椎、腕部（桡骨远端）和髋部（股骨颈）骨折。

（4）呼吸功能下降：胸椎、腰椎压缩性骨折，脊椎后弯，胸廓畸形，可使肺活量和最大换气量显著减少，患者往往可出现胸闷、气短、呼吸困难等症状。

5.骨质疏松防治方案

（1）饮食方案

①控制饮食结构，避免酸性物质摄入过量，加剧酸性体质。大多数的蔬菜水果属于碱性食物，而大多数的肉类、谷物、糖、酒、鱼虾等食物属于酸性食物。健康人每天的酸性食物和碱性食物的摄入比例应遵守1:4。

②注意调整合理的膳食营养结构，多食用含钙、磷高的食品，如鱼、虾、虾皮、排骨、海带、牛奶（250毫升含钙300毫克）、乳制品、骨头汤、鸡蛋、豆类、杂粮、芝麻、瓜子、核桃仁、绿叶蔬菜等。每天应保证1瓶牛奶的摄入量。

③供给充足的维生素D及维生素C，它们在骨骼代谢上起着重要的调节作用。应多吃新鲜蔬菜，如苋菜、雪里蕻、香菜、小白菜等，还要多吃水果。

④供给足够的蛋白质，可选用牛奶、鸡蛋、鱼、鸡、瘦肉、豆

类及豆制品等。

⑤应该多吃低盐、清淡膳食,忌辛辣、过咸、过甜等刺激性食品。摄取过多的盐会增加钙的流失。

⑥不要食用被污染的食物(如被污染的水、农作物、家禽、鱼、蛋等),要吃一些绿色有机食品,要防止病从口入。

⑦不吸烟,不饮酒,少喝咖啡、浓茶及碳酸饮料,少吃糖及食盐,动物蛋白质也不宜过多。吸烟会影响骨峰的形成,过量饮酒不利于骨骼的新陈代谢,喝浓咖啡会增加尿钙排泄,影响身体对钙的吸收。

⑧保持良好的心情,不要有过大的心理压力,压力过重会导致酸性物质沉积,影响代谢的正常进行。适当地调节心情和自身压力可以保持弱碱性体质,从而预防骨质疏松的发生。

⑨食谱举例:黄豆猪骨汤(鲜猪骨250克、黄豆100克),虾皮豆腐汤(虾皮50克、嫩豆腐200克),猪皮续断汤(鲜猪皮200克、续断50克),桑葚牛骨汤(桑葚25克、牛骨250～500克)。

(2)运动方案

运动可促进人体的新陈代谢。进行户外运动以及接受适量的日光照射,都有利于钙的吸收。运动中的肌肉收缩直接作用于骨骼的牵拉,有助于增加骨密度。因此,适当运动对预防骨质疏松亦是有益的。

对骨质疏松症比较有意义的锻炼方法是散步、打太极。每天运动锻炼半小时或更长时间。

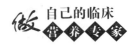

（3）生活习惯方案

①生活起居有规律,如彻夜唱卡拉OK、打麻将、夜不归宿等无规律生活都会加重体质酸化。

②保证足够的睡眠。

③每天晒1小时的太阳。

6.老年人治疗骨质疏松症的三大误区

随着年龄的增长,老年人发生骨质疏松症的风险逐渐增加。由于骨质疏松症会带来疼痛,并容易引发骨质疏松性骨折,使得老年人们对骨质疏松症心存恐惧,再加上广告上对补钙作用的夸大宣传,使许多老年人开始盲目补钙。其实,老年人补钙过量,不但无益反而有害。造成这种局面的主要原因是老年人在认识上存在着三个误区。

误区一:补钙能治好骨质疏松症。

许多老年人错误地认为,人老了,骨头脆了,所以要吃钙片来防治骨质疏松症。其实不是这么回事。

骨质疏松症是一种全身性的代谢性骨骼疾病,是人体衰老的表现。女性在绝经以后5～10年,男性在65～70岁一般会出现骨质疏松。无论是男性还是女性,一般在30～35岁达到一生中所获得的最高骨量,称为峰值骨量。此后,骨质就开始丢失。由此可见,要想老来骨头硬朗,就得在35岁之前打好基础。底子厚了,到老年才剩得多。所以,老年人大量补钙并不能逆转骨量减少的趋势,也不可能治愈骨质疏松症。

误区二：治骨质疏松症不辨病因。

骨质疏松症主要分为两大类，即原发性骨质疏松症和继发性骨质疏松症。针对不同类型的骨质疏松症，治疗手段也不一样，千万不能不加以区分，一律补钙，否则会出现并发症。继发性骨质疏松症，如钙营养不良等引起的骨质疏松症，补充钙剂就非常有效；而对于原发性骨质疏松症就不能依靠补钙来治疗了。绝大多数老年人发生的骨质疏松症属于原发性骨质疏松症，这类老年人应该在医生的指导下进行治疗，盲目补钙没什么作用。

误区三：钙补得越多越好。

许多老年人误认为，钙补得越多，吸收得也越多，形成的骨骼就越多。其实不是这样的。通常，年龄在60岁以上的老年人，每天需要摄取800毫克钙。过量补钙并不能使钙变成骨骼，如果血液中钙含量过高，则可导致高钙血症，并会引起并发症，如肾结石、血管钙化等，危害老年人健康。

六、肾脏疾病

(一)肾衰竭的定义

1.急性肾衰竭

急性肾衰竭是指各种原因引起的肾功能在短时间（几小时到几天）内突然下降而出现的临床综合征。肾功能下降可发生在原来无肾功能不全的患者，也可发生在原已稳定的慢性肾脏

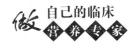

病患者中,致其急性恶化。急性肾衰竭主要表现为氮质废物、血肌酐和尿素氮升高,水、电解质、酸碱平衡紊乱及全身各系统并发症,常伴随少尿,但也可以无少尿表现。

2.慢性肾脏病

慢性肾脏病,又称慢性肾功能不全或慢性肾衰竭,是指肾功能在几个月或若干年期间逐渐而难以逆转的衰退。慢性肾功能不全,又称慢性肾衰竭(简称慢性肾衰),是指各种原因造成的慢性进行性肾实质损害,致使肾脏明显萎缩,不能维持其基本功能,临床出现以代谢产物潴留,水、电解质、酸碱平衡失调,全身各系统受累为主要表现的临床综合征,也称为尿毒症。慢性肾脏病的并发症包括水肿、蛋白尿、血尿、高血压、贫血、营养不良、心血管疾病等并发症。对慢性肾脏病的早期诊断,可以通过血液、尿液分析等医疗检测手段,对血肌酐、尿微量白蛋白、尿素氮肌酐比(BUN/肌酐)、肾小球过滤率等生物化学指标进行定量分析获得。医学成像(超声检查、X射线断层成像、磁共振成像等)、活体组织切片等手段,有助于进一步了解慢性肾脏病患者的具体病因。

慢性肾脏病根据肾小球过滤率(glomerular filtration rate,GFR)可以分为五期。

第1期:肾功能正常,微量蛋白尿,1.73平方米肾小球滤过膜的GFR为90毫升/分钟。

第2期:轻度慢性肾衰竭,1.73平方米肾小球滤过膜的GFR为60~89毫升/分钟。

第3期:中度慢性肾衰竭,1.73平方米肾小球滤过膜的GFR为30～59毫升/分钟。

第4期:重度慢性肾衰竭,1.73平方米肾小球滤过膜的GFR为15～29毫升/分钟。

第5期:末期肾脏病变,1.73平方米肾小球滤过膜的GFR小于15毫升/分钟。

(二)肾衰竭营养代谢特点与营养状况

1.急性肾衰竭的营养代谢变化特点

急性肾衰竭可表现为水、电解质和酸碱平衡紊乱,具体表现如下。

(1)急性肾衰竭是一个综合征,是由各种原因使两肾排泄功能在短期内(数小时或数周)迅速减退,使肾小球滤过功能下降至50%以下,血尿素氮及血肌酐迅速升高并引起水、电解质和酸碱平衡失调及急性尿毒症。

(2)急性肾衰竭均伴有肾小球功能损害,甚至会发生肾小管坏死。在临床上表现为肾小球滤过率减少、体内代谢废物(尿素氮、肌酐等)潴留、二氧化碳结合力下降,可致严重代谢性酸中毒。

(3)多数患者有不同程度的蛋白质分解及水、电解质和酸碱平衡紊乱,在临床上表现为水负荷过度、氮质血症、高钾血症,低钙血症、高尿酸血症以及阴离子间隙增大的代谢性酸中毒。

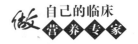

2.慢性肾衰竭的营养代谢变化特点

慢性肾衰竭的营养代谢变化特点如下。

(1)慢性肾衰竭是一种临床综合征。它发生在各种慢性实质疾病的基础上,缓慢地出现肾功能减退直至肾衰竭。

(2)体内水分积蓄,从尿中排泄钠、钾、钙、镁、磷等微量元素,有机酸、无机酸以及其他化合物的功能会受到损害,并发高钾血症。

(3)蛋白质代谢产物不能经肾排出,含氮物质积蓄于血中,可形成氮质血症,伴随着病情的进一步发展,可使蛋白质分解急增,血中尿素氮、肌酐水平升高,血内酚、胍等毒性物质也增多,形成尿毒症。

(4)肠道对钙、铁、维生素 B_2、叶酸、维生素 D_3、氨基酸的吸收降低。

(5)发生高脂血症及脂蛋白异常,极易导致冠状动脉和脑血管动脉硬化。

(6)慢性肾衰竭多合并分解代谢亢进,致糖、脂肪和氨基酸的利用出现障碍。

3.肾衰竭患者的营养状况

有研究表明,42%的急性肾衰竭患者存在重度营养不良。而在老年肾衰竭患者中,其营养不良发生率更高,且已成为影响临床老年患者预后的一个危险因素。慢性肾衰竭患者中也常存在不同程度的蛋白质-能量缺乏性营养不良。由于厌食和消化功能障碍,蛋白质、能量摄入不足以及内分泌代谢失调,因此慢性肾衰竭患者营养不良的发生率较高。老年肾衰竭患者因各脏器生理功能尤其是胃肠道消化功能显著减退,摄入量减少,多合并糖脂代谢异常、心血管疾病等多种并发症,且体内存在广泛的微炎症状态,因此,其营养不良的发生率及程度均高于普通人群。据国内文献报道,在老年慢性肾衰竭的住院患者中,营养不良的高危人群占50%,营养不良的发生率占25%,而高龄是影响营养状态的高危因素之一。

总体来说,营养物质摄入不足可造成老年患者的生活质量下降、贫血加重、免疫力下降、感染增多、多个系统功能紊乱和死亡率增高;而营养物质摄入过多,又会加重肾脏负担,导致老年肾功能的进一步恶化。因此,老年肾脏病的营养治疗应保持营养摄入和肾功能之间的平衡,使其既不发生营养不良,又不增加肾脏负担。而在肾衰竭患者中,有急性肾损伤和合并其他危重疾病者是需要接受营养支持的最主要群体。针对急性肾衰竭患者的营养计划必须既要考虑与急性肾衰竭、原发疾病进程及其相关并发症有关的特殊代谢紊乱,又要考虑由于肾脏替代疗法引起的营养素平衡紊乱。

七、肿瘤疾病

(一)肿瘤患者的营养指导

身体的良好运转需要健康饮食。如果你罹患肿瘤,健康饮食就尤其重要。保持健康的饮食结构,你可以顺利地进行治

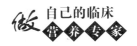

疗,并可保持体能,防止机体组织分解,重建机体组织,并提高其对感染的抵抗力。那些饮食良好的人们能更好地克服治疗副作用,甚至可以耐受更大剂量的药物治疗。实际上,在那些营养良好并获取了足够热量和蛋白质的患者身上,一些肿瘤治疗手段的应用效果会更好。对肿瘤患者的营养治疗的原则如下。

1.主食的选择

丰富主食的品种,推荐食用完整的谷类,尽量避免精细加工和过度加工的食物。大米、全麦、燕麦、玉米、紫米等五谷杂粮含有的碳水化合物,会缓慢释放,非常有利于体内激素水平尤其胰岛素的稳定;同时,粗加工的谷类还含有大量有利于人体健康的维生素。应避免或少吃精制糖,因为肿瘤患者(尤其是中晚期肿瘤患者)本身就存在一定程度的胰岛素抵抗,进而会导致高血糖的出现。同时建议合理配餐,比如食用掺有豆类的米饭,可在提供天然碳水化合物的同时提供更加优质的蛋白。

2.鱼肉类的选择

可选择富含优质蛋白的食物,如牛奶、鸡蛋、鱼类、家禽、豆制品、瘦肉等。少吃动物肥肉、鸡皮、鸭皮等含脂肪高的食物。

3.蔬菜水果的营养配比

推荐每日食用500克以上的蔬菜,主推十字花科蔬菜,包括白菜类(小白菜、菜心、大白菜、紫菜薹、红菜薹等)、甘蓝类(椰菜、椰菜花、芥蓝、青花菜、球茎甘蓝、西兰花等)、芥菜类(叶芥菜、茎芥菜头菜、根芥菜大头菜、榨菜等)、萝卜类(尤其是胡萝卜),还有蘑菇、香菇等菌类。

推荐每日食用300克以上水果,包括苹果、梨、猕猴桃、橙子及浆果类(草莓、黑莓、蓝莓等)。

这些蔬菜、水果不但含有大量维生素C、维生素E等,还含有大量植物化学物质,包括类胡萝卜素、花青素、生物类黄酮、叶黄素、番茄红素、植物性雌激素、姜黄素等,这些都是非常好的抗氧化剂,能对抗我们每天不得不接触的大量自由基,同时可稳定机体的激素水平。实际上,我们的机体每天就是在氧自由基和抗氧化之间进行博弈,对于肿瘤患者更是如此。

4. 油脂的选择

富含单不饱和脂肪酸、ω-3多不饱和脂肪酸、ω-6多不饱和脂肪酸的食物,能起到抗氧化、维持正常的细胞膜功能、维持炎症平衡等作用,故推荐摄入。这类食物主要来源于种子和鱼类。已经证明,食用种子对补充上述必需脂肪酸、矿物质、维生素E等非常有帮助,建议每日食用。

推荐间断用橄榄油做菜。

推荐每周食用3餐鱼,以深海鱼为主,比如三文鱼、沙丁鱼、金枪鱼等。如有条件可以直接补充鱼油胶囊,以减少饱和脂肪酸,即动物脂肪的摄入。

推荐每日吃一把坚果。

多选用具有抗肿瘤作用的食物。目前一般认为有助于提高免疫能力及预防癌症的食物有木耳、草菇、香菇、海带、慈姑、胡萝卜、番茄、人参、灵芝、麦麸、薏仁、大豆、芦笋、绿叶蔬菜、丝瓜、柑橘、柠檬、山楂、葱、蒜及木瓜等。

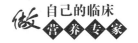

在行放射线治疗或化疗后,可选用的食物(具有清热、滋润、生津及止渴作用)有西瓜、水梨、葡萄、苹果、番茄、苦瓜、鲜藕、荸荠、萝卜、薏仁、山药、杏仁、菱角、冬瓜、蘑菇、慈姑、丝瓜、木耳、绿豆、泥鳅、鲤鱼、鲫鱼、田鸡及蛤蜊等。

肿瘤患者的食谱举例见表3-7。

表3-7　　肿瘤患者的食谱举例

餐　次	食　　物
早餐	牛奶1杯,煮鸡蛋1只,面包或馒头
午餐	米饭,木耳鱼片,凉拌莴苣,番茄冬瓜汤
晚餐	米饭,冬虫夏草炖乳鸽,炒生菜
点心	绿豆薏仁红枣汤

(二)不同临床情况肿瘤患者的营养治疗

1.放化疗期间的饮食指导

(1)放化疗期间首先应注意膳食平衡,在保证主食量的同时,适当增加高蛋白质和高维生素食物(如鸡蛋、酸奶、豆制品、瘦肉、多种蔬菜、水果)的摄入量。

(2)可以在治疗前吃一些清淡的食物,可增加放化疗耐受性,手边可常备一些加餐小食物,如面包、饼干、藕粉、杏仁粉、酸奶、水果、果汁、坚果等。

(3)食欲缺乏、消化不良的患者可选用开胃助消化的食物,如山楂、谷麦芽、白萝卜、山药、刀豆、酸奶等;进食不足者应注意补充B族维生素等多种维生素制剂。

(4)对于因严重口腔炎、食管炎导致吞咽困难的患者,可以给流食或半流食饮食,如牛奶、鸡蛋羹、米粥、果蔬汁、匀浆膳等,并避免过冷、过热及酸辣等刺激性食物。口腔炎患者还应定期漱口(如用1茶匙碳酸氢钠加250毫升白开水或淡盐水),有助于预防口腔感染。

(5)头颈部放疗引起口干的患者应多喝水,另外在饮食中可增加一些滋阴生津的食物,如藕汁、梨汁、橙汁、橄榄、酸梅汁、无花果、罗汉果等。

(6)便秘的患者首先应多饮水,并注意在饮食中多补充膳食纤维、油脂、益生菌等,多选用蔬菜、水果、坚果、各种豆类、杂粮、酸奶等食物。此外,还应增加活动量。饮食调整不好的患者也可以尝试补充纤维素制剂或一些通便药。

(7)有助于提高血细胞水平和免疫力的食物有:各种瘦肉、鸡蛋、牛奶及其制品、大豆制品、银耳、木耳、坚果、枣、骨汤、猪蹄汤、山药、薏仁、枸杞、香菇及海参等。

2.围手术期的饮食指导

研究证实,围手术期如果合并严重营养不良将使术后感染发生率大大增加,伤口愈合不良,住院时间延长。因此,合理的饮食营养对手术患者的恢复意义重大。应根据手术切除部位的不同对患者进行不同的饮食指导和营养治疗。

(1)食管、贲门肿瘤患者的营养治疗

①当患者出现哽咽感时,不要强行吞咽粗硬的食物,否则会刺激局部肿瘤组织出血、转移和疼痛,此时,应进流食或半流食,如米粥、藕粉、面条、牛奶、鸡蛋羹、肉汤、碎菜、果汁等,并注

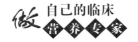

意细嚼慢咽。

②在术后开始进食早期,应在医生的指导下采用"循序渐进,少量多餐"的原则增加营养。开始进食后,一般只能喝清水或清流质,1~2天后尝试流食,2~3天后过渡到半流质,约1~2周后进食软食,约3个月以后进食普食。每餐由50毫升开始,耐受后逐步增加至150~200毫升,每日5~6餐。流食阶段营养不足部分可通过匀浆膳或肠内营养制剂予以补充。

③恢复正常进食后应注意饮食平衡,并适当增加含蛋白质丰富的食物(如鸡蛋、瘦肉、豆制品、牛奶)的摄入量。

④为预防贲门切除术后反流性食管炎的发生,患者应注意戒烟、酒;避免暴饮暴食,每餐食物最多不超过300毫升,禁忌易刺激胃酸产生的肥肉、浓肉汤、奶油、巧克力、咖啡、酸性果汁和饮料等;烹调以蒸、煮、氽、烩、炖为主;避免餐后弯腰,卧床患者应采取30°~45°斜卧位,饭后不宜马上睡觉。

(2)胰腺癌手术后患者的营养治疗

手术可造成患者胰液分泌减少,胰岛素分泌不足,可能导致营养物质消化不良和继发性糖尿病。通过饮食调理等措施可改善患者的营养状况,减少术后并发症。

①胰腺手术后,患者消化功能减弱,还常伴有疼痛、食欲下降、腹胀和疲劳等症状,一般需禁食一段时间,以使胰腺得到休息。在此期间,可靠肠外营养支持维持营养。

②恢复经口摄食后,患者应循序渐进地增加营养。一般从无脂流食开始,适应后过渡到低脂半流食、软食,再慢慢过渡到

普通膳食。饮食模式最好改为5～6次/天,烹饪方式宜采用蒸、煮、氽、烩、炖。

③患者饮食应限制脂肪,适当限制主食和高蛋白类食物,避免纯糖类食品。术后适合的食物种类包括鱼、虾、鸡蛋白、去皮鸡肉、豆腐、脱脂酸奶及多种新鲜蔬菜、水果、米面、馒头等。

④疼痛和腹胀等导致食欲不好的患者可以采取少吃多餐的方式增加营养,症状严重时可给予止痛药、消化酶等。

八、呼吸疾病

在我国,呼吸系统疾病占内科疾病的1/4,并且呈上升趋势。呼吸系统功能的正常与否与营养物质在细胞内的代谢、转化有密切的关系,机体的营养状态直接影响呼吸系统各个环节的能量和营养物质供给、做功效率、组织修复、防御能力和抗疲劳能力。合理且足够的能量支持对于维持正常换气量是必要的。严重的营养不良至少会在三个方面影响呼吸系统功能:降低呼吸肌功能,改变其固有结构;降低换气通道能力;降低肺部免疫和防御能力。特别是机械通气患者,营养不良不仅会影响呼吸肌的结构和功能,降低通气驱动能力,还会严重影响机体的免疫防御功能,出现撤机困难,对预后将产生不良影响。

(一)哮 喘

哮喘是由于气道炎症和气道高反应性引起的气流阻塞性疾病,常与食品过敏有关。特别是高蛋白食品易致变态反应。

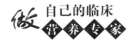

有些患者吃鱼、虾、蟹等可发生过敏反应(如荨麻疹),也有的患者可能发生哮喘。任何食物均可致过敏,但以蛋白质食物为多见。常见致敏食物有牛奶、鸡蛋、麦子、谷物、巧克力、柑橘、核桃、海味及河鲜等。通常煮熟的食品比新鲜食品致哮喘的机会要少。同种属性食物常有共同变应原特性,患者可能发生交叉过敏反应。食品过敏导致的呼吸系统症状有哮喘、过敏性鼻炎等。要判断是否是由食品过敏导致的哮喘,必须根据病史、体检及必要的实验室检查结果而定。

1.哮喘的营养因素

(1)营养与过敏:哮喘与食品接触有关,许多食品可以成为哮喘变应原,如奶中β-球蛋白、鸡蛋清的类卵黏蛋白和果仁等。

(2)ω-3多不饱和脂肪酸:对哮喘患者给予鱼油,可以降低脂类介质的作用和抑制迟发反应。

(3)维生素C:可降低哮喘患者气道对运动或乙酰胆碱的吸入反应,减少或减轻哮喘发作。

(4)镁:有轻微的支气管扩张作用。

(5)抗氧化营养素:可以通过清除氧自由基,减少氧自由基对组织的损伤,从而预防哮喘。β-胡萝卜素、维生素C和维生素E在新鲜蔬菜及水果、坚果中的含量丰富,微量元素硒在海带、海蜇、大蒜中的含量较丰富。

2.哮喘的营养代谢特点

(1)影响进食:当患者哮喘发作时,常常难以正常进食,从而影响营养素的摄入,严重者可发生营养不良。

（2）代谢紊乱：可导致患者处于焦虑、恐惧和高度应激状态，致机体内分泌紊乱、能量消耗、尿氮排出增加。

（3）影响营养素吸收：低氧血症所导致的电解质和消化功能紊乱会使营养素吸收、氧化和利用率下降。

（4）激素和药物影响：在治疗过程中常常使用糖皮质激素、茶碱类或抗生素类药物。这些药物对代谢（特别是骨代谢）有影响，可使骨质疏松症高发；此外，对胃肠本身也有刺激作用，甚至会导致肠内菌群失调。

3.哮喘的营养状况评价

（1）营养摄入量调查：一般可采用24小时回顾法或食物频率调查法，调查患者各种营养素的摄入量。

（2）营养状况评价指标：可采用体重指数、三头肌皮褶厚度、体脂含量、上臂肌围或肌酐身高指数及血生化指标，如前白蛋白、白蛋白等进行营养评价。

4.哮喘的出院指导

（1）对已确定的致敏物质，应避免食用或选择合理的替代品，从而保证营养平衡，避免营养不良的发生。待病情稳定后，对致敏食物应选择少量、逐步试探性的方法予以食用。如果没有确定过敏食物，则不需过分强调忌食。

（2）对重症哮喘不能经口进食以及合并慢性阻塞性肺病患者，可采用管饲低碳水化合物的营养制剂进行相应的营养治疗。

（3）宜食用的食物有牛奶、豆浆、果汁、菜汁、粥、面片、饼

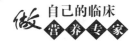
干、肉泥、鱼丸等;忌/少食用的食物包括鱼、虾、蟹等能引起变态反应的食物,辣椒、花椒、咖啡、浓茶、酒等刺激性食物,萝卜、韭菜、豆类、薯类等产气食物,以及过甜、过咸、油腻、生冷的食物及饮料。

5.哮喘的食谱

哮喘患者的膳食食谱是在普通半流质膳食的基础上进行改进的。选择不致过敏反应的优质蛋白质食物(如肉类、蛋类、豆制品等),避免奶制品,注意矿物质、维生素的补充,并且液体供给量要充足。

哮喘患者的食谱举例见表3-8。

表3-8　哮喘患者的食谱举例

餐　次	食　物
早餐	甜豆浆(豆浆200毫升、白糖10克),蛋糕50克,香肠50克
加餐	麦乳精30克,奶油饼干30克
午餐	面片汤(面粉100克、番茄100克、瘦猪肉50克)
加餐	鸡蛋羹(鸡蛋50克)
晚餐	切面(面粉100克),茄子卤(茄子100克、瘦猪肉30克),大黄鱼100克
加餐	牛奶250毫升(白糖10克)

注:总计能量2103千卡,其中蛋白质94.6克(18%),脂肪80.6克(34%),碳水化合物250克(48%)。全日烹调用油25克。

(二)慢性阻塞性肺疾病

慢性阻塞性肺病是以慢性弥漫性的不可逆气道阻塞为特征的一组疾病,包括慢性支气管炎、慢性阻塞性肺气肿以及外周气道阻塞。除吸烟、环境因素(如大气污染、矿物粉尘、化学烟雾和有机尘埃等)、感染外,饮食也是其一个重要的危险因素。

1.慢性阻塞性肺病的常见营养问题

(1)约60%的慢性阻塞性肺病患者存在不同程度的蛋白质-能量营养不良。

(2)营养不良可降低呼吸肌肌力和耐力,使之容易发生疲劳,使通气驱动降低,且患者常出现细胞免疫功能下降及分泌性IgA减少,从而诱发肺部感染。低蛋白血症常加重肺水肿,而且常见的电解质紊乱(如低磷血症、低钾血症等)也会进一步加重呼吸肌的功能紊乱。

(3)营养不良的慢性阻塞性肺病患者的5年死亡率为49%,较未伴营养不良的慢性阻塞性肺病患者的死亡率(25%)有明显上升。

2.慢性阻塞性肺病的营养代谢特点

(1)能量消耗增加:慢性阻塞性肺病伴营养不良患者的静息能量消耗较营养正常患者高20%~30%。长期的气道阻塞及肺泡弹性回缩力的减低,使呼吸功能和氧耗量(VO_2)增加,并且肺过度充气使膈肌收缩效率降低。慢性阻塞性肺病患者每日用于呼吸的耗能为1799~3012千焦(430~720千卡),较正常人高10倍。同时,由于感染、细菌毒素及炎性介质的作用,以及缺氧、焦虑、恐惧等因素,会引起机体内分泌功能紊乱,使之处于严重的应激及高代谢状态,这也会使能量消耗、尿氮排出显著增加。

(2)营养物质摄入减少:患者常有心肺功能不全或者进食

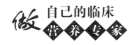

活动受限,因此常伴有营养物质摄入的减少。

(3)营养物质消化、吸收和利用障碍:长期的低氧血症和(或)高碳酸血症常导致电解质紊乱和消化功能紊乱,营养物质的消化吸收及氧化利用均受到影响。

(4)药物影响:慢性阻塞性肺病患者的常用药物,如皮质醇激素等将影响患者的机体代谢状态;茶碱类药物对胃肠道有刺激作用,具有一定的增加机体能量消耗的作用;而抗生素的长期使用易导致菌群失调。这些药物均会影响患者对营养素的吸收。

3.慢性阻塞性肺病的出院指导

(1)饮食要求品种多样化,科学烹调食物,使之色香味俱佳。

(2)应供应清淡易消化的半流质食物或软食,在两餐之间可以少量多次给予浓缩性食物。戒烟酒,谨慎食用辛辣、刺激性、油腻、海腥、产气类食物。

(3)慢性阻塞性肺病患者有明显缺氧情况,可在餐前或餐后做吸氧治疗。

(4)疲乏、呼吸困难及胃肠道功能障碍等会影响患者的食欲及食物的消化吸收,可采用少食多餐的方法。

(5)注意日常保暖,避免受凉,预防感冒。

(6)注意充分休息和适当的户外运动。保持精神愉悦、情绪乐观,有利于改善食欲,增加营养素的消化吸收,提高机体营养和代谢水平,从而增强体质和抵抗力。

慢性阻塞性肺病患者的食谱举例见表3-9。

表3-9　　慢性阻塞性肺病患者的食谱举例

餐　次	食　物
早餐	牛奶(250毫升),发糕(标准粉50克),蒸蛋羹(鸡蛋50克),炒豆芽(绿豆芽100克)
加餐	梨汁(鸭梨200克)
午餐	米饭(籼米100克),肉丝炒金针菇(瘦猪肉100克、金针菇150克),萝卜汤(萝卜100克)
加餐	豆浆(200毫升),饼干(标准粉50克)
晚餐	面片加鸡蛋(标准粉100克、鸡蛋50克),鸡丝油菜胡萝卜(鸡肉50克、油菜100克、胡萝卜50克)

注:总计能量2058千卡。其中,蛋白质94克(17%),脂肪62克(27%),碳水化合物281克(55%)。全日烹调用油30克。

(三)呼吸衰竭

呼吸衰竭是指因各种原因引起的肺通气和(或)换气功能严重障碍,以致不能进行有效的气体交换,导致缺氧伴(或不伴)二氧化碳潴留,从而引起一系列生理功能和代谢紊乱的临床综合征。它是一种功能障碍状态,而不是一种疾病,可因肺部疾病引起,也可能是各种疾病的并发症。

呼吸衰竭患者,特别是慢性呼吸衰竭患者常合并营养不良,主要原因为能量摄入不足及消耗增多。营养不良可严重影响机体的免疫、呼吸及组织修复等功能。营养治疗应满足机体的能量及蛋白质的需要。对于呼吸衰竭患者,食物供给应以高脂低糖类膳食为主,以减轻呼吸系统的负荷,并应注意减少其在营养治疗过程中的并发症。

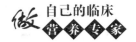

慢性阻塞性肺病患者常有营养不良,随着病情的发展,一旦发生呼吸衰竭则将导致营养不良进一步加重。营养不良降低肺通气功能和免疫功能,使患者易发生二重感染及全身脏器衰竭。因此,营养治疗适用于此类患者。

1.呼吸衰竭的常见营养问题

临床上,呼吸衰竭患者常见的营养不良分为三种类型。①成人干瘦型营养不良:其特点为人体测量指标,如体重、三头肌皮褶厚度等下降,而内脏蛋白(如血清蛋白、运铁蛋白)维持在正常范围。②蛋白质营养不良:特点是人体测量值正常,内脏蛋白减少。③混合型营养不良:人体测量指标及内脏蛋白均明显下降,常见于病情危重者。

我国约60%的慢性阻塞性肺病患者合并有营养不良,较国外病例的比率高。这类患者多属于成人干瘦型营养不良,引起营养不良的主要原因有摄入量不足、胃肠功能紊乱及能量需要量增加等。这是由于肺顺应性下降,气道阻力增加,呼吸肌收缩效率降低,从而使慢性阻塞性肺病患者的呼吸频率增加,每天的呼吸消耗能量较正常人高出10倍。慢性阻塞性肺病患者的实际体重低于理想体重的10%,三头肌皮褶厚度及上臂肌围均显著低于正常人。当病情进一步发展为呼吸衰竭,需要行人工通气时,常发展为混合型营养不良。人工通气后因创伤、焦虑、恐惧等刺激,机体处于应激状态,这大大增强了机体内的分解代谢,加重了营养不良。

2.呼吸衰竭的营养代谢特点

慢性呼吸衰竭极易发生营养不良,以蛋白质营养不良和蛋白质-能量营养不良共存的混合型营养不良多见。

(1)常见原因

①摄入不足:缺氧和二氧化碳潴留是最基本的影响因素,胃肠道黏膜缺氧及二氧化碳刺激可引起严重的胃肠道功能障碍;食欲减退、机械通气、右心衰竭等因素可造成进食量减少;上消化道出血时需行禁食处理;抗生素、茶碱等药物对胃黏膜的刺激会影响营养物质的吸收。

②蛋白质、能量需要增加:由于通气不畅,患者用于呼吸的能量消耗增加;感染、气管切开等均增加每日蛋白质及能量的需求;发热使患者处于高分解代谢状态,对能量和各种营养素的需求更高。

③能量效率降低:缺氧会抑制三羧酸循环、氧化磷酸化作用和有关酶的活动,降低能量效率,生成过多的乳酸和无机磷,进而引起代谢性酸中毒。

(2)蛋白质-能量营养不良对呼吸衰竭患者的不利影响

①呼吸肌重量下降,耐力和收缩力减弱,加重了机体缺氧和二氧化碳潴留。

②体重下降,免疫功能低下,容易发生肺部感染,加重病情。

③容易发生多脏器功能紊乱,降低患者的生存率,其预后较差。

3.呼吸衰竭的出院指导

(1)饮食要求品种多样化,科学烹调食物,使之色香味俱佳。

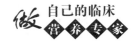

（2）应供应清淡易消化的半流质食物或软食,在两餐之间可以少量多次给予浓缩性食物,从而避免患者出现疲乏感。戒烟、酒,忌/少食用辣椒、咖喱、胡椒、葱、蒜、韭菜、花椒等刺激性食物和过甜、过咸食物。

（3）可适当摄入鱼、蛋、奶、瘦肉等含优质蛋白质丰富的食物;选用具有润肺止咳作用的食物,例如鸭梨、百合、银耳和胡萝卜等。

（4）疲乏、呼吸困难及胃肠道功能障碍等影响患者食欲及食物的消化吸收,可采用少食多餐的方法。

（5）注意日常保暖,避免受凉,预防感冒。

（6）注意充分休息和适当的户外运动。保持精神愉悦、情绪乐观。这将有利于改善食欲,增加营养素的消化吸收,提高机体营养和代谢水平,从而增强体质和抵抗力。

呼吸衰竭患者食谱举例见表3-10。

表3-10　　呼吸衰竭患者食谱举例

餐　次	食　物
早餐	豆浆(200毫升),花卷(标准粉50克),香肠50克
加餐	牛奶200毫升,曲奇饼干25克
午餐	面片汤(面粉100克、番茄100克、瘦猪肉50克)
加餐	鸡蛋羹(鸡蛋50克)
晚餐	水饺(面粉100克、瘦猪肉50克、虾仁50克)
加餐	牛乳250毫升

注:总计能量2349千卡。其中,蛋白质97.6克(16.6%),脂肪113.2克(43.3%),碳水化合物235.2克(40%)。全日烹调用油30克。

九、血液疾病

(一)血液系统疾病

随着社会老龄化进程,老年贫血患病率逐年增加,而由于健康知识的普及程度和原发病的掩盖等原因,很多老年人的轻度甚至中度贫血常常被忽视。美国第三次全国健康与营养调查的研究显示,65岁以上的人中,有300万人患有贫血。贫血是老年患者独立的预后因素,即使是"轻度"贫血也可能导致机体重要的功能受到损害和患者死亡率增加。因此,对于老年人贫血应该予以重视,最好是预防其发生;一旦发生,则应早期诊断、早期治疗。老年人贫血经常被漏诊和误诊,这主要是因为老年人自觉症状不多,或常出现青年人所没有的特殊症状,譬如心绞痛、心力衰竭、下肢浮肿等而易被误诊为心脏病,此时如果只给予治疗心脏疾病的药物是无效的。另外,老年人贫血不易被他人和自己发现,因为判断贫血是否存在,首先要观察面色、手掌、口唇、眼结膜等处是否苍白,而老年人由于皮下老年斑的出现和血管的变化,苍白不易被发现,而且易错误地估计贫血程度,故老年人贫血漏诊的概率比较高。因此,老年人自己应特别注意自己的身体状况,以期及时发现贫血的症状。以下介绍一些贫血的症状和防治方法,以供参考。

(二)缺铁性贫血

在四大营养缺乏症(缺铁性贫血、维生素 A 缺乏、维生素 D

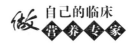

缺乏、蛋白质-能量缺乏）中,缺铁性贫血列居首位。老年人咀嚼功能的减弱以及胃肠功能的下降,直接影响其对营养物质的消化吸收,导致铁吸收的缺乏和造血原料的不足,发展为缺铁性贫血。有些老年人(特别是孤寡老年人)的饮食结构单一,亦是造成缺铁性贫血的主要原因。人体的红骨髓随着年龄的增长而逐渐减少,造血功能下降,也会增加贫血出现的概率。中国第四次营养调查结果显示,中国居民缺铁性贫血的患病率为20.1%,其中60岁以上的老年人高达29.1%。因此,老年缺铁性贫血已成为我国公共营养问题和健康问题。

铁是人体必需的金属元素,是血红蛋白合成的重要原料之一。健康人体内的含铁总量为3～5克,其中55%～60%是血红素铁。人体内铁的来源有两个途径:一是红细胞本身新陈代谢释放的内源性铁,即红细胞破坏后释放的血红素铁几乎被全部有效地保存下来,作为内源性铁的来源;二是外源性铁,即从饮食当中获取的铁。如果老年人经常失血,如消化道失血、痔出血等,导致红细胞丢失,内源性铁就会不足。有的老年人偏食或咀嚼不好,在其饮食中含铁量不足,外源性铁就会不足。有的老年人既有内源性铁的丢失,又有外源性铁的摄入不足,从而造成严重的缺铁性贫血。老年人发生缺铁性贫血时,除和青年人一样有头晕、耳鸣、乏力、心慌、气短、腹胀、恶心、呕吐、腹泻、心力衰竭、指(趾)甲外翻呈勺状、皮肤毛发干燥、舌炎、口角绉裂、口痛甚至吞咽困难的症状外,还有老年人特有的症状,如表情淡漠、对周围事物无兴趣、性格和生活习惯改变、不注意卫生、生活懒散、判断力丧失等,还会出现易激动、失眠、抑郁症,因此老年人若有性格和神经方面的改变,应注意是否是由缺铁性贫血造成的。

老年人缺铁性贫血的预防包括生活预防、精神预防、饮食预防、疾病预防及药物预防等几个方面。

1.生活预防

老年人要妥善安排生活,特别是体弱者要有人照料,起居要有规律,适当运动,定期做健康体检。

2.精神预防

年老易寡欢,特别是退休后,因没有事情做,老年人易出现抑郁状态,可成立老年人活动中心和老年人乐园。精神愉快对健康是有益的。

3.饮食预防

(1)平衡膳食,保证能量、蛋白质、铁、维生素C的供给,提供造血原料。

(2)有意识地选择含铁量高的饮食。食品中的铁有两种来源,即肉类中的血红素铁和蔬菜中的非血红素铁。肉类、鱼类、家禽中的铁有40%能被吸收,蛋类、谷类、坚果类、豆类和其他蔬菜中的铁能被人体吸收的却不到10%,而菠菜中的铁只能被吸收2%左右,故补铁应以富含血红素铁的肉类、鸡肉、鱼类、动物血、动物肝肾等为主,最好是每天吃0.5～1.0千克深红色的肉类食材。在生的状态下,其颜色越深、越浓,则血红素铁含量越高。多吃新鲜的水果和绿叶蔬菜,能够提供丰富的维生素C,促

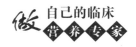
进铁的吸收和红细胞的合成。蔬菜类包括绿叶菜(菠菜等含草酸高的食物可用水焯后再食)、扁豆、豌豆、大豆、海带(豆类可煮得烂一点,铁不会被破坏)等,水果类包括桃、杏、李子、苹果等。为提高铁的吸收和利用率,每餐要做到荤素搭配。在吃含铁食物时,要配合富含维生素C的蔬果,如猕猴桃、橙子、草莓、樱桃等。大枣、桂圆、葡萄干、红糖等也是不错的补充铁的食材,可作为加餐的零食和甜食适量食用,但不能作为解决贫血问题的主要措施。可用铁锅做饭菜,而不用铝锅。另外,在吃饭前后一小时内不宜饮用浓茶、咖啡,以减少其对铁吸收的干扰。

(3)选用含铁的强化食物:如含强化铁的酱油、面粉和制品。国内外研究表明,食物强化是防治铁缺乏和缺铁性贫血的最经济、有效的方法。

(4)适当使用膳食补充剂:当无法从膳食中获得充足的营养素时,可以有选择性地使用膳食补充剂,如铁、维生素C等。

4. 疾病预防

老年人缺铁性贫血多因消化道出血引起:没有确诊有消化道疾病者应经常观察大便颜色。已经确诊有消化道疾病的患者或其他出血性疾病者应及时治疗,按时服药,经常复诊,以防止疾病进展而造成缺铁性贫血。

缺铁性贫血是老年人群最常见的贫血。老年人轻度贫血被认为无大碍,其实这是一个明显的健康问题。贫血会对一系列的组织代谢产生影响,引起某些组织的功能失调,加重原有病情,增加死亡风险,并导致新的疾病发生。贫血者更容易发生肿瘤、感染,后者又增加了患者的死亡风险。贫血与心血管疾病可互为因果,发生恶性循环。贫血可促进痴呆发展,老年贫血还与跌倒和骨折的发病相关。因此,老年人应当引起重视,做好预防措施,如已达到缺铁性贫血的临床诊断标准,应尽快就医,弄清贫血原因,同时全面调整饮食,保证蛋白质、铁及维生素C的营养供应。情况严重者需要服用药物进行治疗,起效比饮食调整快。千万不要以为喝点红糖水、吃几粒大枣就能轻松解决。

缺铁性贫血患者食谱举例见表3-11。

表3-11　　缺铁性贫血患者的普通饭

餐　次	食　物
早餐	芝麻酱拌豆腐干,馒头,小米粥
午餐	黑木耳炒猪肝,西红柿炖牛肉,米饭,白菜汤
加餐	苹果
晚餐	青椒蘑菇炒肉片,清蒸鲤鱼,紫菜虾皮汤,发面蒸饼

(三)巨幼细胞贫血

巨幼细胞贫血是由于维生素B_{12}和(或)叶酸缺乏所引起的一类大细胞贫血。近年来,老年巨幼细胞贫血报道较多,发病率呈增高趋势。老年人由于牙齿脱落,因此常将膳食过度加工,从而破坏了蔬菜及食物中的叶酸和维生素B_{12}。而老年患者多存在消化功能减退、消化道疾病及偏食、挑食、饮食单调现象,这也会影响叶酸和维生素B_{12}的吸收。加之在老年性疾病(如糖尿病及高血压、冠心病等心脑血管病)治疗过程中,患者

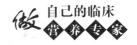
在饮食上往往受到过多限制或控制,而忽视了营养的均衡摄入,导致营养不良性贫血。

老年巨幼细胞贫血患者除表现为头晕、体乏等贫血症状外,还常有舌痛、舌质红、舌乳头萎缩、舌面光滑等舌部症状,以及食欲缺乏、上腹部不适或腹泻等消化道症状。维生素B_{12}缺乏所致者可伴有神经系统症状,如乏力、手足麻木、感觉障碍、行走困难等周围神经炎和亚急性或慢性脊髓后侧索联合变性表现。此外,老年患者常有精神症状。

老年人巨幼细胞贫血防治措施主要包括以下几个方面。

(1)老年人应妥善安排生活,适当活动,定期进行健康体检。

(2)均衡饮食,保证营养供给,选用易消化及富有蛋白质、维生素B_{12}、叶酸的食品。维生素B_{12}存在于动物蛋白与动物内脏(肝、肾中最多)中,叶酸广泛存在于绿叶新鲜蔬菜、酵母、蘑菇及动物内脏之中。需要指出的是,在烹调后,食物中叶酸含量损失达50%以上。而老年人牙齿不好,爱吃软的、煮烂的,如煮沸过久,恐怕叶酸会全部被破坏。那么,怎样才能使饭菜既适合老年人口味而叶酸又不被破坏呢? 可以将菜切得细一些,煮的时间短一些,这样咀嚼起来就不费劲了,也有利于消化吸收。对于喜欢喝酒的老年人,喝酒太多,甚至达到酒精中毒的程度,也是引起巨幼细胞性贫血的原因之一,因为酒精能阻止叶酸和维生素B_{12}的吸收和利用。有些药物可直接引起巨幼细胞性贫血,如乙胺嘧啶、苯妥英钠、巴比妥钠、异烟肼等,这些药物是叶酸和维生素B_{12}

吸收的抑制物。当无法从膳食中获得充足的营养素时,可以有选择地使用膳食补充剂,如叶酸、B族维生素等。

（3）重视胃肠道疾病的治疗。对有高危因素（患有胃肠道疾病或自身免疫性疾病,如格雷夫斯病、甲状腺炎、白癜风）的老年患者,应注意长期随访,定期检查血常规。

如已确诊患有巨幼细胞贫血,首先应去除病因,加强营养。

巨幼细胞贫血患者的食谱举例见表3-12。

表3-12　　巨幼细胞贫血患者的半流食食谱

餐　次	食　物
早餐	豆浆冲蛋花(加糖),小面包,白米粥酱豆腐
午餐	馄饨(肉菜馅),煮嫩肝片(薄片),香蕉
加餐	牛奶,蛋糕
晚餐	鸡蛋汤面加碎油菜,芙蓉鸡片,烤苹果
加餐	鲜橘汁,饼干

十、骨科外伤

骨伤后机体局部或全身受到损害,引起机体内神经、激素与生化代谢发生复杂变化,使得人体对营养的需求增大。合理的饮食、足够的营养,可起到促进骨折愈合、缩短疗程的作用。

1.骨伤愈合过程中的营养需求

（1）高蛋白、高糖、高碳水化合物饮食:鸡蛋、鱼、鸡肉、牛奶、猪肉、大豆、花生及白菜等。

（2）富含胶原的食物:猪皮、猪蹄及猪尾等。

（3）富含纤维素的食物:韭菜、芹菜、黄瓜及豆类等。

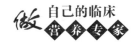

（4）富含微量元素的食物：鱼、虾米、豆制品、水产品、肝、肾、胡萝卜、黑桃、绿叶蔬菜及海带等。

（5）富含维生素的食物：菠菜、苋菜、胡萝卜、青椒、菜花、番茄、白菜及新鲜水果等。

2.禁忌食品

忌盲目补充钙质。钙是构成骨骼的重要原料。有人以为骨折以后多补充钙质能加快断骨的愈合。但科学研究发现，增加钙的摄入量并不能加快断骨的愈合，而对于长期卧床的骨折患者，还有引起血钙增高的潜在危险，且同时伴有血磷降低。这是由于长期卧床一方面会抑制骨对钙的吸收利用，另一方面会导致肾小管对钙的重吸收增加。所以，对于骨折患者来说，身体中并不缺乏钙质，只要根据病情和按医嘱加强功能锻炼和尽早活动，就能促进骨对钙的吸收利用，加快断骨的愈合。因此，对于骨折患者，尤其在骨折后卧床期间，盲目地补充钙质，并无裨益，还可能有害。

第二节　在院外需要注意哪些问题？

一、对常见疾病的指导意见

（一）对高血压患者的饮食指导

1.饮食宜忌

（1）碳水化合物食品：适宜的食物有米饭、粥、面、葛根粉、芋类、豆类、玉米、燕麦、荞麦、小米、薏米及糙米;应忌的食品有油条、油饼、方便面、蛋糕及月饼。

(2)蛋白质食品:适宜的食物有牛肉、猪瘦肉、白肉鱼、蛋、牛奶、奶制品(鲜奶油、酵母乳、冰淇淋、乳酪)及大豆制品(豆腐、纳豆、黄豆粉、油豆腐);应忌的食物有脂肪多的食物,如猪肥肉、猪肝、加工品(香肠)、鱿鱼、鱼子酱及螃蟹。

(3)脂肪类食品:适宜的食物有植物油、少量奶油、沙拉酱;应忌的食物有动物油、生猪油、熏肉及油浸沙丁鱼。

(4)维生素、矿物质食物:适宜的食物有蔬菜类(菠菜、白菜、胡萝卜、番茄、百合、南瓜、茄子、黄瓜)、水果类(苹果、橘子、梨、葡萄、西瓜)。海藻类、菌类宜煮熟才吃;应忌的食物有咸菜、酸菜、泡菜及竹笋。

(5)其他食物:适宜的食物有淡茶、酵母乳饮料;应忌的食物有香辛料(辣椒、咖喱粉)、酒类饮料、盐浸食物(咸菜类、咸鱼子)、酱菜类及咖啡。

2.饮食习惯

(1)控制能量的摄入。提倡吃多糖类食物,如米、面、玉米等;少吃葡萄糖、果糖及蔗糖,这类糖易引起血脂升高。

(2)限制脂肪的摄入。烹调时应选用植物油,可多吃海鱼。海鱼中含有不饱和脂肪酸,能使胆固醇氧化,从而降低血浆胆固醇,还可延长血小板的凝聚,抑制血栓形成,防止脑卒中的发生。且海鱼中含有较多的亚油酸,这对增加微血管的弹性、防止血管破裂、防止高血压并发症有一定的作用。

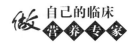

（3）适量摄入蛋白质。高血压患者每日蛋白质的摄入量以每千克体重1克为宜。每周吃2～3次鱼类蛋白质,可改善血管弹性和通透性,增加尿钠排出,从而降低血压。如高血压合并肾功能不全时,应限制蛋白质的摄入。

（4）多吃含钾、钙丰富而含钠低的食物,如土豆、茄子、海带、莴笋、牛奶、酸牛奶及虾皮等。少吃肉汤类,因为肉汤中含氮浸出物多,能够促进体内尿酸的增加,加重心、肝、肾脏的负担。

（5）限制盐的摄入量。每日盐摄入量应逐渐减至5克以下。这里指的食盐量包括烹调用盐及其他食物中所含钠折合成的食盐总量。适当地减少钠盐的摄入有助于降低血压、减少体内的钠水潴留。

（6）多吃新鲜蔬菜、水果。每天吃新鲜蔬菜不少于0.4千克,水果为0.1～0.2千克。

（7）适当增加海产品的摄入量,如海带、紫菜、海产鱼等。

(二)对糖尿病患者的饮食指导

（1）控制好每日总热量的摄入。"糖尿病患者鱼蛋肉禽能吃,五谷杂粮也别缺。"总体来讲,对一般患者,每天摄入粮食200～300克,肉100～150克,还有各种蔬菜,并注意五谷杂粮、粗细搭配,少吃油,每餐七八分饱就行。

（2）不是不能吃水果,只是要有所选择。在血糖控制较理想的情况下,宜吃含糖量低的水果,不宜吃龙眼、荔枝、榴梿等含糖量高的水果。保证每日水果摄入量不超过200克,并计入总热量,保持总热量恒定。

（3）适量饮水。有些患者怕多尿而限制饮水,这样做很容易因机体缺水而导致其他疾病。根据小便颜色决定饮水量,以保持小便淡黄色或不黄为原则。夏天出汗较多,应注意多饮水。

（4）少食富含胆固醇和脂肪含量高的食物:富含胆固醇的有蛋黄、蟹黄、鱼子、脑及肝、腰、心等内脏;脂肪含量高的有猪肥肉,花生、腰果、杏仁等坚果类,油炸类,全脂奶粉等。

（5）可选用下列食品:①专用甜味剂(代糖)。②大麦、黑麦(整粒、煮)、稻麸、细面条(强化蛋白质或全麦粉)、小麦、黑米粥、燕麦、苦荞麦及马铃薯粉条、藕粉等淀粉类。③所有豆类及豆制品,如黄豆、黑豆、绿豆、扁豆、豆腐等(糖尿病、肾病患者忌食,无糖尿病、肾病可食)。④新鲜深绿色、橙色蔬菜瓜果类,如木耳、冬菇、苦瓜、芹菜、生菜、嫩南瓜、番茄、青瓜、阳桃(杨桃)、桃、李子、樱桃、柚子、番石榴、火龙果、香蕉、酸苹果等。⑤其他类:高钙低脂奶粉、高钙脱脂奶粉、酸奶及面包(75%大麦粒)等。⑥肉类食品:多选用鱼类,去皮、去内脏的禽、畜类,如鸡、鸭、猪瘦肉、牛肉、羊肉、兔肉、虾肉、蟹肉、贝类等,蛋类(无胆固醇高者,每天可煮吃1个鸡蛋;胆固醇高者,可仅食用鸡蛋白)。所有的肉类,每天不超过125克。⑦烹调用油宜采用植物油,如橄榄油、花生油、菜籽油、玉米油等,忌用或少用动物油。

（6）运动:一般建议每次运动30～45分钟为宜,最好餐后运动,运动类型如散步、打扫卫生、快步走、爬楼梯、骑自行车、打羽毛球等。

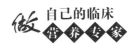

（7）最重要的是预防低血糖。若出现低血糖症状，即心慌、出汗、恶心、头晕、眼花等，症状较轻者，可将白糖或葡萄糖20～25克用温水冲服，通常几分钟后症状即可消失；症状较重者，除饮糖水外，再吃些馒头、面包或水果等，一般十几分钟后症状即可消失；症状严重，出现神志不清时，应立即送医院抢救。

出门散步时，要记得随身携带几颗水果糖，出现低血糖症状时即可吃。随身带一张卡片，标明自己是糖尿病患者，以便及时得到救助。定期监测空腹及餐后2小时血糖、糖化血红蛋白、尿糖及尿蛋白水平，预防并发症的发生。

（三）对冠心病患者的饮食指导

（1）饮食要节制，避免食用过量。

（2）注意饮食中油脂的质和量。

①脂肪在体内产生的热量较高，进食过多脂类食物容易引起或加重肥胖及高脂血症，所以在冠心病患者的一日膳食中，脂肪不应超过总能量的25%。

②要限制饮食中动物脂肪的摄入量。因为动物脂肪中含有较多的饱和脂肪酸，摄入过多会引起血脂、血清胆固醇升高，所以冠心病患者不宜选用牛油、奶油、猪油及肥肉等动物油脂。另外，火腿、腊肠、腊肉、午餐肉，以及猪、鸭、鹅的皮和月饼等含酥皮的糕点也含有相当量的动物脂肪，也不宜食用。冠心病患者应选择含脂肪量较低的肉类，如鱼肉、虾、瘦牛肉、兔肉、去皮的鸡肉、鸽肉等。

③在烹调用油方面,宜选用植物油(棕榈油、椰子油除外)。因为一般植物油中含有较多不饱和脂肪酸及维生素E,有助于营养血管、降低胆固醇。常用的植物油包括豆油、花生油、玉米油、菜油、芝麻油等,每日用量应少于20毫升。

(3)适当限制含胆固醇高的食物。相当一部分冠心病患者患有高脂血症,所以这部分患者全日胆固醇总量宜控制在300毫克以下。含胆固醇较高、宜少吃的食物包括动物的内脏(如心、肝、腰、猪胰等)、各种蛋黄、虾子、某些海产品(如鱿鱼、墨鱼、龙虾、蚬等)。

(4)多吃蔬菜、水果。蔬菜和水果中含有丰富的维生素C和膳食纤维,可帮助改善血管弹性,减少脂类的吸收,有利于降低血脂。

(5)适量食用有降血脂作用的食物。①豆类、豆制品及坚果类:如大豆、青豆、龙牙豆、绿豆、豌豆、蚕豆、豆浆、豆腐、核桃、腰果及杏仁等。②有挥发性香气的蔬菜:如姜、葱、蒜、洋葱、香菜及芹菜等。③菌藻类:如鲜蘑菇、香菇(干)、金针菇、猴头菇、木耳、雪耳、海带、紫菜及发菜等。

(6)少食甜食,包括各种糖果、甜点心、饮料、糖水,以免引起肥胖及高脂血症。

(7)养成良好的饮食习惯,每餐不宜吃得过饱,可采用少量多餐的进食方式,另外,要注意不抽烟、少饮酒,饮茶不宜过浓。

(8)烹调上要注意避免用煎、炸的方式,多用蒸、焖、炒、煮、炖的方式,调味应清淡一些,不宜用辣椒、芥末等刺激性调料。

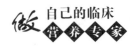

(9)对于有高血压的患者,要限制每日用盐量在2~4克,绝对不选用盐腌的食物(如咸菜、腐乳、腊肉等)。

(四)对慢性肾病患者的饮食指导

(1)尿毒症患者在挑选主食时,应根据肾功能情况选择一部分主食用低蛋白淀粉(如麦淀粉面、藕粉、马蹄粉、粉丝)替代。因为普通米、面中的植物蛋白质含量较高,会增加血中含氮废物的产生,不利于患者恢复。主食每日用量为4~8份(相当于200~400克),其中一半可由麦淀粉替代,麦淀粉可加工为饺子、银针粉、煎饼、晶饼等。

(2)限制肉食(包括鱼、蛋、鸡、鸽、猪、牛、羊、兔肉等)的分量,一般一天的肉类用量应为3~4份(相当于瘦肉75~100克),宜多选择蛋类或奶类,但每用一份奶类(如牛奶250毫升)则相应减少1份肉食。

(3)烹调用油宜选用植物油(如花生油、玉米油),不宜吃过于油腻的食物。

(4)蔬菜、水果宜多选用含蛋白质较低的食物,如茼蒿、莜麦菜、番茄、茄瓜、冬瓜、南瓜、白瓜、丝瓜、香蕉、荔枝、龙眼、杧果(芒果)、柑橙、柚、阳桃、李子、木瓜、西瓜、苹果、梨、草莓、哈密瓜等。而蛋白质高的蔬果则不宜多吃。

(5)不宜食用坚果类食物(如花生、瓜子、核桃、杏仁、腰果等)。

(6)如果患者尿量明显减少,则要限制全天饮水量。

(五)对消化性溃疡患者的饮食指导

(1)少量多餐,定时定量:每天5～7餐,每餐量不宜多。少量多餐可中和胃酸,减少胃酸对溃疡面的刺激,又可供给营养,有利于溃疡面愈合,对急性消化性溃疡更为适宜。

(2)避免刺激性食物:机械性刺激会增加黏膜的损伤,破坏黏膜屏障,此类刺激性食物包括粗粮、芹菜、韭菜、雪菜、竹笋及干果类等;化学性刺激会增加胃酸分泌,对溃疡愈合不利,此类食物包括咖啡、浓茶、烈酒、浓肉汤等。禁忌:易产酸食物,如地瓜、土豆、过甜点心及糖醋食品等;易产气食物,如生葱、生蒜、生萝卜、蒜苗、洋葱等;生冷食物,如大量冷饮、冷拌菜等;坚硬的食物,如腊肉、火腿、香肠、蚌肉等;强烈的调味品,如胡椒粉、咖喱粉、芥末、辣椒油等。

(3)选择细软、易消化食物:如牛奶、鸡蛋、豆浆、鱼、瘦肉等,通过加工烹调使其变得细软、易消化,减少其对胃肠道的刺激。同时补充足够热能、蛋白质和维生素。营养素比例构成:半流质期为碳水化合物55%、蛋白质15%、脂肪30%;流质期为碳水化合物60%、蛋白质20%、脂肪20%。

(4)供给丰富维生素:选富含B族维生素、维生素A和维生素C的食品。

(5)烹调方法:溃疡患者所吃食物必须切碎、煮烂,可选用蒸、煮、氽、软烧、烩、焖等烹调方法,不宜用油煎、炸、爆炒、醋熘、冷拌等方法加工食物。

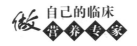

（6）其他：患者进食时应保持心情舒畅、细嚼慢咽，以利于消化。照顾患者的饮食习惯，配制可口饭菜。供给细软、粗纤维少的食物，应注意预防便秘。睡前加餐，对十二指肠溃疡尤为适宜，可减少饥饿性疼痛，有利于睡眠。

（六）对慢性胆囊炎、胆石症患者的饮食指导

（1）少吃高脂肪、高胆固醇食物，如蛋黄、鱼子、肝、脑等。胆汁中的胆固醇含量高，易形成胆固醇结石。植物油既可降低胆固醇，又可促使胆固醇转变成胆汁酸，防止胆石形成，故宜以植物油为主。油炸、油煎食品最好不吃，以免诱发胆绞痛。在烹调上应尽量清淡、少油，宜蒸、煮，忌煎、炸。

（2）多吃富含维生素A的食品，如胡萝卜、番茄等红黄色的水果蔬菜。因维生素A既能保持胆囊内壁上皮的健全，又可减少胆固醇结石的形成。萝卜、水果汁、荠菜、山楂等有利胆疏肝的作用，可常吃。

（3）增加食品中的蛋白质和碳水化合物的比例，以保证热量需要和肝糖原的生成。

（4）多选富含膳食纤维的食物，如绿叶蔬菜、水果、粗粮及木耳、香菇等，有助于降低血胆固醇。

（5）增加进餐次数，刺激胆汁分泌，减少胆囊中胆汁淤滞浓缩。

（七）对慢性支气管炎患者的饮食指导

给予老年人充分的水分，以保持呼吸道黏膜湿润，有利于

痰液的排出,饮水量需每天在1500毫升以上。供给充足的营养,为老年人提供高蛋白、高维生素的食物。少食多餐,应保持患者摄入足够的营养物质。

(八)对心绞痛患者的饮食指导

对于体重超重的老年人,应鼓励老年人想办法减轻体重,少吃高胆固醇、高脂肪的食物,多吃高纤维素的食物。高纤维素食物不仅可以预防便秘,也可以减少心绞痛的发作次数和减轻心绞痛的严重程度,还可以降血脂,降低高血压的发生概率。平时饮食要少食多餐,不饮浓茶、咖啡,少吃辛辣刺激性强的食物,少抽烟或者不抽烟,以减少烟草中有害物质对老年人身体的伤害。

(九)对骨质疏松症患者的饮食指导

骨质疏松症是老年人发生骨折的主要原因,平时要积极协助老年人锻炼身体,常陪老年人在户外活动,多晒太阳。老年人还应多吃含有蛋白质和维生素的食物,如蛋类、蔬菜及水果等,必要时可补充钙片、维生素D,以改善骨质疏松的状况。

二、其他出院指导意见

所有出院带回的医用管路,肠内营养支持中的经皮内镜下胃造瘘术、空肠造口术和肠外营养支持中的经外周静脉置入中心静脉导管(peripherally inserted central catheter, PICC)的导管,都需要按时更换,并对患者定时随访,如有渗液漏液、导管

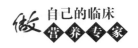

堵塞,或患者自身感到不适等情况,应及时就诊。

第三节　　家庭护理

一、老年人日常活动的护理

老年人除了注意日常饮食及均衡营养外,适量运动也是长者的养生之道。老年人的日常活动主要包括健体操、歌舞、打太极、戏曲、棋艺、品茶、养宠物、垂钓、书法绘画、文学创作、摄影、针线活和工艺品制作等。老年人除了根据自己的年龄、体质、场地条件选择适当的运动项目外,最好事先到医院咨询医生意见,以达到满意的运动效果。运动时须注意安全,谨记清除在运动范围内的障碍物;应穿着适合运动的衣服及运动鞋;必须循序渐进,先由简单的运动开始;在每次运动前后,必须做足热身及缓和运动;运动的时间以每天1～2次,每次半小时左右为宜;保持呼吸顺畅,留意身体有无感到不适,如有头晕、呼吸困难、胸闷等现象,应立即停止运动。

二、老年人安全用药的日常护理

药物虽然可以治病和减轻症状,但也可能诱发不良的副作用。滥用或不适当地使用药物,不仅浪费金钱、延误治疗,更会影响健康,甚至会因服用过量药物而导致中毒。因此,老年人用药应遵循科学的给药原则,尽可能地降低其危险性,确保药物既有效又安全。

（1）用药应依照医生指示：要定时、定量，不可随便加减药物的分量；在完成整个疗程后，不要在病症消失时自行停止服药，有些药物需要连续服用一段时期才会有效；患有慢性疾病（如糖尿病、高血压等）的老年人要严格遵从医生指示，长期服用药物，并按时复诊。切勿擅自改变药物分量或停止服用，以免造成严重后果。如忘记服用某种药时，不可私自补服，以免因重复而过量服用，导致中毒。

（2）不要私自购买药物及乱用药物：不要自行购买各种成药，以免产生严重的不良后果；做到不用别人的药物。病症相似并不代表是同一种疾病。胡乱使用别人的药物或上次就诊时留下的药物是十分危险的。

（3）妥善储存药物：不宜将药物放在储存食物的容器内，以免发生意外吞服；应将一些药物，如胰岛素等须冷藏的制剂存放在冷藏柜中，勿储存于冰柜内；对过期或剩下的药物要及时处理；切勿将药物转入其他药物瓶内或将两种药物放入同一个药瓶内。

（4）服药时注意事项：看清楚使用方法，例如口服、舌下含服、嚼碎后吞服、喷雾吸服、外涂、肛塞等，不可胡乱使用；不要在光线不足的环境下服药，以免出错；除非经医生指示，否则不要同时服用多种药物，以免药物间互相干扰；服药后如有反应，如出红疹、腹痛、头疼等现象，应立即停止服药，并立即咨询医生或到医院就诊。

总之，老年人对药物的吸收、代谢和排出能力都较差，从而

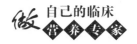

增加药物中毒的机会,因此要特别小心。

三、饮食护理

1.烹饪时的护理

(1)对咀嚼、消化吸收功能低下者的护理:蔬菜要细切,肉类最好制成肉末,烹制方法可采用煮或炖,尽量使食物变软而易于消化。但由于易咀嚼的食物对肠道的刺激作用较弱,往往很容易引起便秘,因此应多选用富含纤维素的蔬菜类,如青菜、根菜类等,并在烹制后再食用。

(2)对吞咽功能低下者的护理:某些食物(如酸奶、汤面等)很容易产生误咽,对有吞咽功能障碍的老年人更应该引起注意。因此,应选择黏稠度较高的食物,同时要根据老年人的身体状态合理调节饮食种类。

(3)对味觉、嗅觉等感觉功能低下者的护理:饮食的色、香、味能够大大地刺激食欲,因此,味觉、嗅觉等感觉功能低下的老年人喜欢吃味道浓重的饮食,特别是盐和糖,而盐和糖食用太多对健康不利,使用时应格外注意。老年人在进餐时,有时因感到食物味道太淡而没有胃口,烹调时可用醋、姜、蒜等调料来刺激食欲。

2.进餐时的护理

(1)一般护理:进餐时,室内空气要新鲜,必要时应通风换气,排除异味;老年人单独进餐会影响食欲,如果和他人一起进餐则会有效增加进食量;鼓励自行进食,对卧床的老年人要根据其病情采取相应的措施,如帮助其坐在床上并使用特制的餐具(如床上餐桌等)进餐;在老年人不能自行进餐,或因自己单独进餐而摄取量少,并有疲劳感时,照顾者可协助喂饭,并注意尊重其生活习惯,掌握适当的速度与其相互配合。

(2)对上肢障碍者的护理:老年人患有麻痹、挛缩、变形、肌力低下、震颤等上肢障碍时,自己摄入食物易出现困难,但是有些老年人还是愿意自行进餐,此时,可以自制或提供各种特殊的餐具。如应用柄粗的,便于握持的老年人专用叉、勺,亦可将普通勺把缠上纱布或布条;有些老年人的口张不大,可选用婴儿用的小勺加以改造;使用筷子的精细动作对大脑是一种良性刺激,因此应尽量维持老年人的这种能力,可用弹性绳子将两根筷子连在一起,防止脱落。

(3)对视力障碍者的护理:对于视力障碍的老年人,做好单独进餐的护理非常重要。照顾者首先要向老年人说明餐桌上食物的种类和位置,并帮助其用手触摸以便确认。要注意保证安全,热汤、茶水等易引起烫伤的食物要提醒老年人注意,鱼刺等尖锐物要剔除干净。视力障碍的老年人可能因看不清食物而引起食欲减退,因此,食物的味道和香味更加重要,或者让老年人与家属或其他老年人一起进餐,制造良好的进餐气氛以增进食欲。

(4)对吞咽能力低下者的护理:由于存在会厌反应能力低下、会厌关闭不全或声门闭锁不全等情况,吞咽能力低下的老年人很容易将食物误咽入气管。尤其是卧床老年人,舌控制食

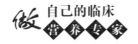

物的能力减弱,更易引起误咽。因此,老年人进餐时的体位非常重要,一般采取坐位或半坐位比较安全,偏瘫的老年人可采取侧卧位,最好卧于健侧。进食过程中应有照顾者在旁观察,以防发生事故。同时随着年龄的增加,老年人的唾液分泌也相对减少,口腔黏膜的润滑作用减弱,因此,在进餐前应先喝水湿润口腔,对于脑血管障碍以及神经功能失调的老年人更应如此。

四、家庭晨晚间护理

做好家庭晨晚间护理,能使老年人身体舒适、心情愉快、精神松弛,有利于疾病的康复。

(1)早晨起床:在早晨醒来时,老年人不必急于起床,可先在床上静卧几分钟,然后伸展四肢,以适应从睡眠到觉醒过程中的生理变化,使身体有一个相对过渡的阶段,不至于因突然起床引起头晕而摔倒。

(2)晨间洗漱:刷牙、漱口、洗脸、梳头对老年人也是一项十分有益的运动。刷牙过程中能活动上肢,老年人应该认真进行。漱口后应进行咳嗽运动,把呼吸道的痰咳出。无痰时的咳嗽动作本身(即使干咳几声)也有利于肺泡的扩张,减少肺部感染的机会。洗脸时可顺手按摩面部,增加面部的血液循环。梳头,一方面可以增加头皮的血液循环,改善头皮营养,防止脱发;另一方面也同时锻炼了上肢的抬举动作。用钝的木梳,每天早晚梳头100次,双手交替进行,对老年人健康十分有益。

（3）晚间洗漱：除重复晨间在卫生间的一套活动以外，有条件的老年人在睡前可洗个盆浴，能使全身的血管扩张，肌肉松弛，头部血液供应相对减少，利于入睡。对大多数身体不便或无盆浴条件的老年人，用温热水泡脚，对促进健康和睡眠也是十分有益的。老年人家庭应备一个泡脚桶，装一桶温热水，水至膝盖，临睡前泡上15～20分钟，能活动者最好用双手搓下肢，这样能使下肢的血管扩张、肌肉放松、周身血液循环加速，解除疲劳，除了温热、松弛的感觉外，还能促进休息与睡眠。

五、心理调节

人老了，身体的生理功能会逐渐衰退，生理上的衰退在一定程度上容易产生消沉、抑郁、不稳定等负性情绪，而这种消极的心理特征又反过来加速生理上的衰退。对于这种变化，当然不能单纯依靠医疗保养和药物滋补来阻止组织器官的衰老，而是要从心理上加强自我调节。把自己从抑郁、消沉、孤独、伤感等不稳定的心态中解脱出来，可以有效地延缓生理上的衰老，也可使一些慢性病得到缓解和治愈。

自我调控的关键包括如下几点。

（1）宏观、通达：社会在向前，人处在一定的历史活动中，有局限性，离退下来让青年在岗从事是发展的规律，应胸襟豁达，淡化名利。

（2）忘龄、忘老：生老病死是自然规律，如行云流水，来自自然，归返自然。

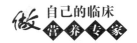

（3）坚持运动：生命在于运动，应选择适合自己身体情况的项目，还要注意生活规律，去除不良的烟酒嗜好。

（4）自娱自乐：寻找适合自己的自娱活动，帮助料理家务和照顾孩童，可以建立自信心，更可享天伦之乐。

（5）经济独立：及早计划老年的经济支持，以保障物质生活，继而提高生活质量。

第二篇

营养医生会怎么做/现身说法

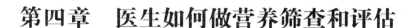

第四章　医生如何做营养筛查和评估

第一节　　营养筛查

一、为何要做营养筛查?

营养是身体健康的基础。研究发现,衰老是造成营养不良的重要危险因素。老年人营养不良是一个全球性问题,它受社会因素、生理因素、疾病与药物、饮食习惯、精神因素和人们对营养知识的了解程度及态度等的影响。由于经济发展的不平衡,以及社会环境和生活水平的差异,在我国这一问题变得突出和复杂化。对于独居老年人、养老院居民或与子女同住的老年人,除了衰老和慢性疾病外,还有其他一些因素可能影响老年人的基本营养状态。对老年人进行快速有效的营养评估是提高老年人生活质量及推荐社区保健服务的重要途径,也是医疗机构的一项重要任务。

在老年群体中,营养不良可能导致身体虚弱、活动能力减退、感染率和死亡率上升。而很多导致营养不良的因素是可以预防的。瑞典的一项研究表明,单纯依靠临床经验,可能低估营养不良的发病率。因此,基层和区域中心医院的医务工作者,以及养老院的工作人员,有必要通过学习和再教育提高其对营养不良的认识,并且熟悉其表现形式和处理方式。此外,

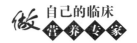

使用规范化的营养学筛查工具对老年人进行普遍的营养筛查有着重要的意义,可以识别并帮助纠正造成营养不良的危险因素,延长老年人的寿命。

对老年人营养不良状况进行筛查的方法必须满足四个标准:①营养不良是导致老年人不良健康状态的常见因素;②营养不良会对老年人的健康产生负面影响;③营养不良筛查法是简单、可靠、有效、令人可接受的,能筛查出处于营养不良风险或将要发生营养不良危险状况的老年人;④有利于工作人员对筛查出的老年人进行营养干预,是辅助临床专家进行营养评估的工具。

二、NRS 2002

欧洲肠内肠外营养学会(ESPEN)于2002年推出了用于成年住院患者的营养风险筛查(NRS 2002),其中突出了对是否存在营养不良的风险进行评价,并由此判断患者是否需要开展营养支持。此项方法包括四个方面:原发疾病对营养状态影响的严重程度;近期1~3个月内体重的变化;近一周饮食摄入量的变化;体重指数(身高、体重)。同时将年龄作为营养风险因素之一,70岁以上判定营养风险程度为1分。具体如下:

第一步:首次行营养监测,具体方法见表4-1。

表4-1　　首次营养检测方法

		是	否
1	BMI＜20.5（国内用18.5）		
2	患者在过去3个月是否有体重下降？		
3	患者在最近的1周内有摄食减少吗？		
4	患者是否有严重疾病？（如ICU治疗）		

是：如果以上任一问题回答为"是"，则直接进入第二步营养监测。

否：如果所有问题的回答为"否"，则患者需要每周再进行评估。比如患者计划接受腹部大手术治疗，需要考虑采用预防性的营养支持计划以避免可能出现的营养风险。

第二步：最终筛查，NRS 2002总评分计算方法如下（表4-2、表4-3）。

表4-2　　营养状态受损程度评分

营养状态 受损程度	营养状态	评 分
没有	正常营养状态	0分
轻度	3个月内体重丢失＞5%或在未来一周的时间内，食物摄入量比正常需要量低25%～50%	1分
中度	一般情况差或2个月内体重丢失＞5%，或在未来一周内，食物摄入量比正常需要量低50%～75%	2分
重度	BMI＜18.5且一般情况差或1个月内体重丢失＞5%（或3个月体重下降15%）或者前一周食物摄入量比正常需要量低75%～100%	3分

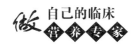

表4-3　　疾病严重程度评分

疾病严重程度	营养需要量	评 分
没有	正常营养需要量	0分
轻度	需要量轻度提高:髋关节骨折、慢性疾病,特别是并发急性感染,如肝硬化、慢性阻塞性肺病、慢性血液透析治疗、糖尿病、一般肿瘤患者	1分
中度	需要量中度增加:大型腹部手术、脑卒中、重度肺炎、恶性血液系统的疾病	2分
重度	需要量明显增加:颅脑损伤、骨髓移植,大于APACHE10分的ICU患者	3分

总分＝营养状态受损程度评分＋疾病严重程度评分。

年龄评分:如果患者年龄大于70岁,再增加1分,即年龄调整后总分值。

总分值≥3分:患者具有营养风险,开始制订营养治疗计划。

总分值<3分:每周进行营养的再评估(如择期大手术),预防性的营养治疗能规避患者所处的营养风险。

NRS 2002总评分计算方法为3项评分相加,即疾病严重程度评分＋营养状态受损评分＋年龄评分。NRS 2002对于疾病严重程度的判断如下。

0分:正常营养状态。

1分:慢性疾病患者因出现并发症而住院治疗。患者虚弱但不需卧床。蛋白质需要量略有增加,但可以通过口服和补充来弥补。

2分：患者需要卧床，如行腹部大手术后，蛋白质需要量相应增加，但大多数人仍可以通过人工营养得到恢复。

3分：患者在加强病房中需靠机械通气支持治疗，蛋白质需要量增加而且不能被肠外或肠内营养支持所弥补，但是通过肠外或肠内营养可以使蛋白质分解和氮丢失明显减少。

对于所有NRS评分≥3分（或胸水、腹水、水肿且血清白蛋白＜35克/升者），表明患者存在营养不良或有营养不良风险，应该采取营养支持治疗，设定营养支持计划。

总评分＜3分：每周复查后进行营养评定。若之后复查的结果为NRS评分≥3分，即进入营养支持程序。

若患者计划进行腹部大手术，在首次评定时按照新的分值（2分）评分，并最终按新总评分决定是否需要进行营养支持治疗（≥3分）。

三、其他方法

营养学家们意识到营养不良被临床忽视的最主要原因是营养评价方法的缺乏，由此开始了这方面的探索。

（一）营养危险指数

外科患者术后营养危险指数（nutritional risk index, NRI）可由术前三种营养评定参数计算得出，用公式表示为：$NRI = 10.7(ALB) + 0.0039(TLC) + 0.11(Zn) - 0.044(Age)$，其中ALB为血清白蛋白，TLC为淋巴细胞计数，Zn为血清中锌的水平，Age为年龄。

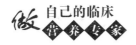

评定标准：NRI＞60，表示危险性低；NRI≤55，表示存在高危险性。

(二)营养评定指数

营养评定指数(nutritional assessment index, NAI)是一项综合评定指数，用公式表示为 $NAI=2.64(AMC)+0.60(PA)+3.76(RBP)+0.017(PPD)-53.80$。其中，AMC 表示上臂肌围，PA 表示血清前白蛋白，RBP 表示视黄醇结合蛋白，PPD 表示用纯化蛋白质衍生物进行延迟超敏皮肤实验(硬结直径＞5毫米，PPD=2；硬结直径＜5毫米，PPD=1；无硬结，PPD=0)。

评定标准：若 NAI≥60，表示营养状况良好；若 40≤NAI＜60，表示营养状况中等；若 NAI＜40，表示营养不良。

(三)主观全面评价法

主观全面评价法(subjective global assessment, SGA)又称全面临床评价法(global clinical assessment, GCA)。SGA 最初用于评价住院患者术后营养状况，但后来也用于评估老年人的营养状况，它不需要进行生化分析，医务人员通过询问患者病史和简单体检而综合评价患者的营养状况。其内容包括病史调查(体重变化、饮食变化、消化道症状、活动能力)和体格检查(皮下脂肪厚度、肌肉萎缩、踝部水肿、骶骨水肿和腹水)两部分。SGA 具体方法见表4-4。

表4-4　　SGA调查表

指标	A级	B级	C级
近期2周体重变化	无/升高	减少<5%	减少>5%
饮食变化	无	减少	不进食/低热量饮食
胃肠道症状(持续2周)	无/食欲不振	轻微恶心、呕吐	严重恶心、呕吐
活动能力改变	无/减退	能下床走动	卧床
应激反应	无/低度	中度	高度
肌肉消耗	无	轻度	重度
三头肌皮褶厚度	正常	轻度减少	重度减少
踝部水肿	无	轻度	重度

注:在上述8项中,至少5项属于C级或B级者,可分别被定为重度或中度营养不良

(四)微型营养评价法和微型营养评价精法

微型营养评价法(mini-nutritional assessment,MNA)专门用于评价老年人的营养状况的。MNA在国外已经得到广泛应用,其既是营养筛选工具,又是评估工具,且不需要进一步的侵袭检查。该量表包括四个部分:①人体测量(体重指数、上臂肌围、小腿围和近3个月体重丢失情况);②饮食评价(食欲、餐次、食物类型、食物及液体摄入量、自主进食情况);③整体评价(生活类型、医疗及疾病情况、用药情况、活动能力、神经精神疾病);④主观评定(对自身健康及营养状况的评价),共18项,总分30.0分。MNA值>24.0,提示营养状况良好;MNA值为17.0～23.5分,提示存在潜在的营养不良;MNA值<17.0,提示营养不良。

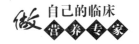
但是,由于存在各种族身体素质和饮食习惯的差异,当MNA用于筛查亚洲老年人营养不良时,MNA分值应由17.0分提高至18.0分,以提高实验的灵敏度;用于诊断亚洲老年人营养不良时,界定值可定于15.5分,以提高诊断的特异度和阳性预测值。2001年,鲁本斯坦等对MNA进行进一步简化,得到微型营养评价精法(mini-nutritional assessment-short form,MNA-SF),MNA-SF将MNA量表中18条项目与MNA进行相关分析,得出6条相关性很强的条目:①BMI<23;②最近体重下降>1千克;③急性疾病或应激;④卧床与否;⑤痴呆或抑郁;⑥近3个月有无食欲减退、消化不良或咀嚼吞咽困难。因其有很好的灵敏度、特异度,指标容易被测量,因此可作为MNA的初筛试验,用于人群营养不良的流行病学检查。MNA-SF评定具体方法见表4-5。

表4-5   简易营养状况评定问卷

(MNA-SF)

姓名: 性别: 年龄:
体重: 千克   身高: 厘米   日期:

项　目	评　分
A.	过去3个月内有没有因为食欲缺乏、消化问题、咀嚼或吞咽困难而减少食量 0:食量严重减少 1:食量中度减少 2:食量没有
B.	过去3个月内体重下降的情况 0:体重下降大于3千克 1:不清楚 2:体重下降1～3千克 3:体重没有下降

项　目	评　分
C.	活动能力 　　0:需长期卧床或坐轮椅 　　1:可以下床或离开轮椅,但不能外出 　　2:可以外出
D.	过去3个月内有没有受到心理创伤或患上急性疾病 　　0:有 　　2:没有
E.	精神心理问题 　　0:严重痴呆或抑郁 　　1:轻度痴呆 　　2:没有精神心理问题
F_1.	体重指数(BMI)(千克/米^2) 　　0:BMI<19 　　1:19≤BMI<21 　　2:21≤BMI<23 　　3:BMI=23
F_2.	如不能取得体重指数,请以问题F_2代替F_1。如已完成问题,不要回答F_2。 　　小腿围(calf circumference,CC)(厘米) 　　0:CC<31 　　3:CC=31

筛查分数(最高14分):请在相应的方框内划"√"

□ 正常营养状况(12～14分) □有营养不良的风险(8～11分)

□ 营养不良(0～7分)

　　相比之下,MNA项目较详细,比较适合于科研;而MNA-SF简便,比较适用于临床。

(五)身体组成评价法

　　身体组成评价法(body composition assessment, BCA)是布

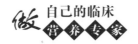

莱克本于1977年提出的根据身体组成来评价营养状况的评价法(表4-6)。该方法曾帮助医院建设了营养支持服务小组,使发达国家住院患者的营养不良发病率从45%～50%降到20%～25%。此方法在临床使用过程中得到一定的改进。例如用测定身体电阻的方法测定身体中所含的水分;用稳定同位素法测定体内各种无机元素;用计算机断层扫描(computed tomography,CT)、磁共振(magnetic resonance imaging,MRI)测定体内脂肪、皮肤、骨骼及细胞外体液等各种组织成分。但由于操作烦琐、耗时、耗力及各种指标的正确性受到质疑,因此使BCA应用受到限制。

表4-6   身体成分评价法

	A 正常营养	B 中度营养不良	C 重度营养不良
人体测量			
体重下降(%)	无变化或增加	<5%	>5%
肱三头肌皮褶厚度(毫米)	>8.0	<8.0	<6.5
上臂肌围(厘米)	>26.0	<26.0	<22.5
生化数据			
尿肌酐(毫克/千克标准体重)	>20	<20	<15
白蛋白(克/升)	>40	<40	<30
前白蛋白(克/升)	>0.25	<0.25	<0.20
淋巴细胞总数(个/立方毫米)	>2600	<2600	<1800

(六)老年营养表格

老年营养表格(nutrition form for the elderly,NUFFE)用于评估临床老年患者是否存在营养不良和营养不良危险状况。

它包含15个方面:体重的下降,饮食摄入的改变,食欲状况,熟食的摄入情况,食物体积,水果蔬菜的摄入情况,获得食物的能力,进餐环境,机体活动能力,牙齿或吞咽问题,流质的摄入情况,胃肠问题,进食能力,服用药物数量和健康状况。每个方面分值为0~2分,总分为30分,分数越高,表示营养不良危险程度越高。该量表完成时间平均需要15分钟,具有很好的可信度和效率,但仍需经护士的实际运用来检验其临床可行性。

(七)快速评估营养状况的工具

WAVE(weight、activity,variety,excess)和 REAP(the rapid eating and activity assessment for patient)是两种能快速评估住院患者营养状况的工具。WAVE 中的 weight 用于评估患者的体重指数;activity 用于评估最近1周的身体活动;variety 用于评估饮食的种类;excess 用于评估是否摄入过多的脂肪、热量、盐、糖和酒精。REAP 则从患者的进餐情况、摄入谷类情况、摄入蔬菜和水果情况及每日摄入量四个方面来评估营养状态。这两个工具并没有具体的评分标准,只给出了存在问题的具体解决建议。一般对于每个工具,评估者均在9分钟内完成,但这两个评估工具并不是具体针对老年患者而制订的,故仍需经临床检验。

(八)老年人饮食质量评估法——健康饮食指数

饮食质量的高低很大程度上将会影响人体的营养状况,故评估饮食质量能辅助评估者在一定程度上了解人体的营养

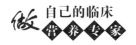
状况。2001 年,加斯顿等提出了健康饮食指数(healthy eating index,HEI)的概念,这是测量人体总体饮食质量和了解人们食物选择的影响因素的指标。HEI 总分为 100 分,由 10 个方面组成,每个方面 0～10 分。第 1～5 个方面是测量人体摄入的饮食与饮食金字塔中 5 个主要食物组(谷类、蔬菜、水果、牛奶和肉类)的标准量的一致程度;第 6～9 个方面是根据饮食指南标准来评估人体摄入的总体脂肪量、饱和脂肪量、胆固醇量和钠量;第 10 个方面是评估人体每日摄入食物的种类。HEI 的评分标准:大于 80 分表示饮食质量良好,51～80 分表示饮食质量需要改善,低于 51 分表示饮食质量差。

第二节　营养不良的评估

一、医生如何评估膳食情况

　　老年人营养不良受社会因素、生理因素、疾病与药物、饮食习惯、精神因素和人们对营养知识的了解程度及态度等的影响。在对老年人营养不良问题的干预过程中,应积极开展对老年人及其照顾者的营养知识健康教育并建立医护人员对老年人营养的共同管理机制,从而不断改善老年人的营养状况,提高老年人的生活质量。膳食调查是调查被调查对象在一定时间内通过膳食所摄取的能量和各种营养素的数量和质量,以此来评价该调查对象正常营养需要能得到满足的程度。而通过对住院患者进行膳食调查,可以了解患者在某段时间内的膳食摄入情况,借此来评定患者的饮食摄入得到满足的程度。

(一)膳食调查内容

膳食调查内容主要包括调查期间每人每天所吃的食品的品种、数量;所摄入营养素的数量、比例是否合理;能量是否足够及产热营养素占总能量的比例;了解烹调方法对维生素保存的影响,膳食制度和餐次分配是否合理;了解过去的膳食情况、膳食习惯等。

(二)常用的膳食调查方法

1.称重法

称重法是指运用日常的各种测量工具对食物进行称重或估计,从而了解被调查家庭当前食物消耗的情况,适用于集体单位、食堂、家庭及个人的膳食调查。

优点:准确细致,能获取可靠的食物摄入量,常常把称重结果作为标准,用来评价其他膳食调查方法的准确性;可得出每日膳食变化和各餐次的食物分配情况。

缺点:耗费大量的人力物力,对调查人员的技术要求高;调查时给被调查对象带来较多的麻烦,容易遭到被调查对象的拒绝,因而难以进行随机抽样调查,不适合大规模的膳食调查。

2.记账法

记账法是最早、最常用的方法。此方法是由被调查对象或研究者称量、记录一定时期内的食物消耗总量,通过查询这些记录并且根据同一时期的就餐人数,计算出每人每日各种食物

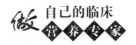

的平均摄入量。

优点:操作比较简单,费用低,人力少,适合集体就餐的人群;在记录精确和每餐进餐人数统计确实的情况下,能够得到较为准确的结果;较少地依赖记账人员的记忆,食物遗漏较少。

缺点:调查的结果只能得到全家或集体单位中人群食物的摄入量,难以针对不同个体实际摄入的各种营养素做出准确的估算。

3.24小时膳食回顾法

24小时膳食回顾法由被调查对象尽可能准确回顾调查前一段时间,如前一日至数日的食物消耗量。询问调查前一天的食物消耗情况,被称之为24小时膳食回顾法。在实际调查工作中,一般选用连续3天的调查方法(即让被调查者每天回顾前一天的进餐情况,连续3天)。

4.食物频率法

食物频率法是估计被调查对象在指定的一段时间内(一周、一月或一年)吃某些食物频率的一种方法,可分为定性、半定量和定量的食物频率法。这种方法主要以问卷形式进行膳食调查,调查个体经常性的食物摄入种类,根据每日、每周、每月甚至每年所食各种食物的频次和食物的种类来评价膳食营养状况。

优点:能够迅速得到日常食物摄入的种类和摄入量,反映出长期的饮食摄取模式;可以作为研究慢性病与膳食模式之间关联的依据;作为在群众中进行饮食指导宣传的参考。

缺点:需要对过去的食物进行回忆,对食物量化不准确;较长的食物表和回顾时间经常会导致摄入量偏高;当前的食物模式可能影响对过去的膳食回顾,从而产生偏倚,准确性较差。

5.电话调查法

电话调查法即通过电话询问的方式对被调查对象的膳食营养问题进行提问。目前,国际上在进行大规模的人群营养流行病学调查和全国性的膳食与健康调查时,经常采用电话调查方法。

优点:所用时间较短、费用低、使用灵活便捷、高效。

缺点:此调查方法覆盖人群低,容易造成结果偏倚;调查时间受限,对信息收集的真实程度有待进一步的验证。

6.化学分析法

化学分析法不仅要收集食物消耗量,而且要在实验室中测定被调查对象一日内全部食物的营养成分,准确获取各种营养素的摄入量。样品收集方法采用的是双份饭菜法,即制作两份完全相同的饭菜,一份食用,一份作为样品分析。

优点:能够准确可靠地得出食物中各种营养素实际摄入的量。

缺点:该方法需要大量的仪器设备,分析操作复杂,已很少单独使用,常常与其他调查方法结合使用;费用高,仅适合较小规模的调查,不适合一般的膳食调查。

二、身体测量判断

人体测量学方法是一种容易获得的、便宜的、非侵入性操

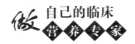
作的、能反映老年人营养状况的方法,其测定方法比较规范,对人群营养状况反映比较灵敏。测量的指标包括身高和体重、体重指数(body mass index ,BMI)、肌力和握力等。

(一)身高和体重

采用标准的身高体重计进行测量,测量前对其进行调零和校准。测量时,被调查对象脱去外套和鞋子,测量的结果分别精确到0.1厘米和0.1千克。体重过度降低或增加均可视为营养不良,其评判标准为在6个月内因非主观原因比平时体重降低或增加10%左右,或比过去一个月的体重降低或增加5%,或体重为理想体重的±20%。身高标准体重(千克)＝身高(厘米)－105。

(二)体重指数

BMI＝体重(千克)/身高(米^2)。根据我国健康成年人体重的BMI范围:BMI＜18.5为体重过低;BMI处于18.5～23.9为正常;BMI处于24.0～27.9为超重;BMI≥28.0为肥胖。当老年人存有驼背、肌肉萎缩或其他疾病因素而影响身高的测量时,可采用测量膝长代替测量身高的方法。

(三)肌力和握力

颞肌、三角肌、肩胛上肌、肩胛下肌、二头肌、三头肌和四头肌的大小及肌力测试,可早期提示肌肉强度和功能的衰退或变化情

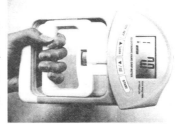

况。测试方法为身体挺直,双脚自然分开,单手持握力器,一次性用力握紧握力器(握力器尽量不要碰到身体或衣服,测定时不要让握力器来回摆动,尽量保持不动的状态进行测量),读数并记录。稍作休息后,重复上述步骤,测定2次,结果取平均值。

(四)手臂测量法

手臂测量法测量的内容包括三头肌皮褶厚度(triceps skin fold,TSF)、上臂围(arm circumference,AC)和上臂肌围(arm muscle circumference,AMC)。阿拉德等认为,AC值是患者死亡预测的最佳人体测量学指标,而TSF和AMC分别是反映人体脂肪和骨骼肌总量的指标,但也需考虑人种、饮食习惯、工作和劳动习惯及机体有无水肿等因素对这些指标的影响。

1.皮褶厚度

皮下脂肪含量约占全身脂肪总量的50%,通过皮下脂肪含量的测定可以推算体脂总量,并间接反映热能的变化。三头肌皮褶厚度(TSF)是最常用的评价脂肪储备及消耗的良好指标。被测者立位,用左手拇指和示指将其上臂背

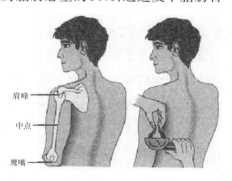

肩峰

中点

鹰嘴

侧中点(肩峰至尺骨鹰嘴的中点)以上约1厘米处的皮肤和皮下组织轻轻捏起,皮褶与上臂纵轴平行。右手持卡尺在3秒钟内

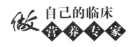
测定中点处皮褶厚度。放松皮褶后再次测量,连续测3次,取其平均值。正常参考值:三头肌皮褶厚度所测数据可与同年龄的正常值相比较。较正常值少35%～40%为重度消耗,少25%～34%为中度消耗,少24%以下为轻度消耗。我国目前尚无群体调查理想值,但可作为患者治疗前后对比参考值。

正常参考值:男性为8.3毫米,女性为15.3毫米。

2.骨骼肌含量测量

常用间接方法加以测量,如人体测量指标用上臂围,生化检查用肌酐/身高指数等。人体测量指标常用上臂围,再根据上臂围计算上臂肌围和上臂肌面积。这些指标可反映肌蛋白消耗程度,是快速而简便的评价指标。上臂围包括皮下脂肪在内,也可反映能量摄取情况。评价方法是将测量值与标准值比较。

上臂围(AC):测量时,左臂自然下垂,用软皮尺先测出上臂中点位置,然后是测量上臂中点的周长,此指标可间接反映能量营养状况。评价标准:我国男性上臂围平均为27.5厘米。测量值＞标准值90%为营养正常,标准值的90%～80%为轻度营养不良,标准值的80%～60%为中度营养不良,＜标准值60%为严重营养不良。上臂围可反映肌蛋白储存和消耗的程度,是快速而简便的评价指标,也能反映能量代谢情况。

上臂肌围(AMC)是反映人体肌肉蛋白营养状况的指标,可间接反映体内蛋白质的水平。AMC(厘米)＝上臂中点周径(厘米)－3.14×TSF(厘米)。正常值:男性为22.8～27.8厘米;女性为20.9～

25.5厘米。评价标准:我国男性上臂肌围平均为25.3厘米,女性为23.2厘米。测量值>标准值90%为营养正常,标准值的90%～80%为轻度肌蛋白消耗,标准值的80%～60%为中度肌蛋白消耗,<标准值的60%为严重肌蛋白消耗。此指标可较好地反映蛋白质含量变化,与血清白蛋白含量密切相关,当血清白蛋白<28克/升时,87%患者的上臂肌围缩小,故能较好地反映体内蛋白质储存情况,也可用作患者营养状况好转或恶化的指标。

上臂肌面积(arm muscle area, AMA):AMA 可根据 AC 和 AMC 计算。$AMA(厘米^2)=[AC(厘米)-3.14 \times TSF(厘米)]^2/4\pi$。

男性的无骨 $AMA(厘米^2)=[AC(厘米)-3.14 \times TSF(厘米)]^2/4\pi-10$。

女性的无骨 $AMA(厘米^2)=[AC(厘米)-3.14 \times TSF(厘米)]^2/4\pi-6.5$。

评价标准:国内正常参考值为≥44.90平方厘米;<44.90平方厘米则为缺乏。此项指标常用于患者自身对照,可以是患者在某一段时间内肌蛋白的变化;而蛋白质-能量营养不良患者则可能在正常范围,故使用此指标时应考虑到这一点。

(五)小腿围

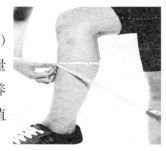

用小腿围(calf circumference, CC)评估老年人营养状况比其他人体测量学指标更敏感,CC对评估老年人营养不良的分界值为30.5厘米,该分界值对男性老年人更加敏感。

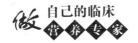

(六)腰围和臀围

腰围(waist circumference,WC)指让调查对象直立,两足分开30厘米左右,用一个无弹性且最小刻度为1毫米的软尺从右侧腋中线髂骨上缘与第12肋骨下缘连线的中点开始,沿着水平方向绕腹部一周,紧贴但不压迫皮肤,测量出的数值,读数精确到1毫米。臀围就是测量臀部的最大周径,精确度为0.1厘米,连续测量3次,取其平均值。腰臀比(waist hip rate,WHR)=腰围(厘米)/臀围(厘米)。

三、检验报告判断

血清白蛋白(serum albumin,ALB)、前白蛋白(prealbumin,PA)、淋巴细胞总数、转铁蛋白(transferrin,TRF)、视黄醇结合蛋白(retinol binding protein,RBP)和甲状腺素结合前白蛋白(thyroxine binding prealbumin,TBPA)以表格形式展示正常值、不正常值的分级(表4-7)。

表4-7　　传统实验室检查

实验室指标	正常值	半衰期
血清白蛋白(ALB)	40~55克/升	18~20天
前白蛋白(PA)	280~360毫克/升	2~3天
淋巴细胞总数(L)	0.8~4.0×10^9/升	
转铁蛋白(TRF)	成人:2.20~4.00克/升 >60岁:1.80~3.8克/升	8~9天
视黄醇结合蛋白(RBP)	男:36.0~56.0毫克/升 女:26.7~57.9毫克/升	3~12小时
甲状腺素结合前白蛋白(TBPA)	28~35毫克/100毫升	2天

对于严重营养不良较易诊断;但对于较轻的或亚临床的营养不良,只靠膳食调查或体检是很难做出诊断的,必须进行有关的化验检查,才能得出正确的结论。各种营养素实验室检查的指标很多,有些仍无统一的评价标准。人体营养水平鉴定是借助生化、生理实验手段,发现人体临床营养不足症、营养储备水平低下或过营养状况,以便及早掌握营养失调征兆和变化动态,及时采取必要的预防施治。

(一)血浆蛋白

血浆蛋白水平可以反映机体蛋白质营养状态,种类很多,其浓度不仅受合成和分解代谢的影响,而且受体液总量及分布的影响。不同的血清蛋白质,半衰期各不相同。半衰期短的血清蛋白质水平的变化更有助于反映短期内营养状况的变化。故测定蛋白质浓度,要结合患者具体情况进行综合分析。最常用的指标包括白蛋白、转铁蛋白、甲状腺结合前白蛋白和视黄醇结合蛋白。

(二)细胞免疫功能

免疫功能不全是脏器蛋白质不足的另一指标,包括总淋巴细胞计数(total lymphocyte count,TLC)、自然杀伤细胞(natural killer cell,NK细胞)、淋巴因子激活的杀伤细胞(lymphokine-activated killer cell,LAK细胞)的活性,T细胞亚群比例的变化和迟发性皮肤超敏反应。

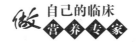

1.迟发性皮肤超敏反应

常用致敏剂有链激酶-链球菌DNA酶、流行性腮腺炎病毒和白色念珠菌。皮内注射后24～48小时测量红肿硬结大小,若直径小于5毫米,则提示细胞免疫功能不良,至少有中度蛋白质营养不良。

2.总淋巴细胞计数

TLC是反应免疫功能的简易指标。在细胞防御功能低下或是营养不良时,TLC降低。对迟发性皮肤超敏反应试验无反应者,其TLC较正常值低1/3。多种原发性疾病(如心衰、尿毒症、霍杰金病)及使用免疫抑制剂(尤其是肾上腺皮质激素)都可使TLC降低,故判断时要与临床相结合。TLC不是营养不良的特异性指标,与预后相关性差。

血液淋巴细胞总数＝白细胞总数(毫米^3)×淋巴细胞(%)×1000

评价标准:$(2.5\sim3.0)\times10^9$/升为营养正常,$(1.8\sim1.5)\times10^9$/升为轻度营养不良,$(1.5\sim0.9)\times10^9$/升为中度营养不良,低于0.9×10^9/升为重度营养不良。

3.补体水平测定

在蛋白质-能量营养缺乏患者(如无感染、应激),C3水平较低;如有感染、应激或创伤时,C3作为急性相蛋白,通常是正常或升高的。

(三)肌酐身高指数

尿肌酐排泄量与体内骨骼肌量相关,肌酐身高指数(creatinine-height index,CHI)可用于判断体内骨骼肌分解程度。CHI

（%）＝24小时尿肌酐排出量（毫克）/相应身高的理想24小时尿肌酐（毫克）×100%；理想24小时尿肌酐排出量由标准量表查得。CHI评定标准：CHI＞标准值的90%为正常；标准值的80%～90%表示瘦体组织轻度缺乏；标准值的60%～80%表示中度缺乏；＜标准值60%表示重度缺乏。

（四）尿3-甲基组氨酸

测定24小时尿中的3-甲基组氨酸排出量，可了解骨骼肌分解状况。

（五）氮平衡和净氮利用率

氮平衡是评价机体蛋白质营养状况的最可靠与最常用指标，有助于判断体内蛋白质合成与分解代谢程度。氮平衡（克/天）＝24小时摄入氮量－24小时排出氮量。24小时排出氮量可经凯氏定氮法测定24小时排出物中的含氮量，也可按（24小时尿的尿素氮＋3）计算。氮的摄入包括经口摄入、经肠道输入及经静脉输入，一般采用微量凯氏定氮法测量。

四、营养不良的分类与诊断

目前，住院患者的营养不良（malnutrition）通常是指蛋白质-能量营养不良（protein energy malnutrition，PEM）。

（一）营养不良的分类

广义的营养不良包括营养不足和营养过剩。狭义的营养不良即营养不足。

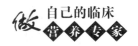

1. 成人消瘦型营养不良

成人消瘦型营养不良主要是由于热量摄入不足,常见于慢性疾病或长期饥饿的患者,是一种能量缺乏型的营养不良。临床表现为严重的脂肪和肌肉消耗,婴幼儿表现为生长发育迟缓。营养评定:上臂围和皮褶厚度减少,躯体和内脏肌肉量减少,血清白蛋白明显降低。

2. 低蛋白血症型营养不良

低蛋白血症型营养不良又称水肿型或恶性营养不良,常见于长期蛋白质摄入不足或创伤和感染等应激状态下,是一种蛋白质缺乏型的营养不良。临床表现为血清白蛋白和淋巴细胞计数下降,组织水肿、细胞免疫功能下降,但人体测量指标值基本正常。营养评定:患者内脏蛋白质迅速下降,毛发容易脱落,水肿和伤口愈合发生延迟。

3. 混合型营养不良

混合型营养不良兼有上述两种类型的特征,常见于晚期肿瘤患者和消化道瘘患者,是一种蛋白质-能量缺乏型的营养不良。其临床表现为应激状态下,体蛋白急剧消耗,极易发生感染和伤口不愈等并发症,病情危重,死亡率高,是最为严重的一类营养不良,可伴有脏器功能障碍,预后较差。

(二)营养不良的诊断

营养不良的诊断须将所得的人体测量和实验室检测指标的结果经综合分析后才能明确(表4-8)。

表4-8   营养不良的诊断

参数	正常范围	营养不良		
		轻度	中度	重度
体重(理想正常值的%)	＞90	80～90	60～79	＜60
体重指数	18.5～23.9	17.0～18.4	16.0～16.9	＜16.0
三头肌皮褶厚度(正常值的%)	＞90	80～90	60～80	＜60
上臂肌围(正常值的%)	＞90	80～90	60～79	＜60
肌酐身高指数(正常值的%)	＞95	85～94	70～84	＜70
白蛋白(克/升)	＞40	35～40	30～34.9	＜30
转铁蛋白(克/升)	2.0～4.0	1.5～2.0	1.0～1.5	＜1.0
前白蛋白(克/升)	＞0.2	0.16～0.20	0.12～0.15	＜0.12
总淋巴细胞计数(×10^9/升)	＞1500	1200～1500	800～1200	＜800
氮平衡(克/天)	±1	－5～－10	－10～－15	＜－15

(三)营养诊断的实施要点

1.营养评价指标的选择和应用力度应与疾病的严重程度相一致。

2.病史应重视体重、膳食习惯和胃肠道功能的改变,基础疾病的性质、种类和严重程度,特殊的膳食习惯或限制。

3.体格检查除与疾病相关的临床检查外,应注意有无牙齿松动或脱落、口腔炎、舌炎、水肿、腹水、恶病质、皮肤黏膜和毛发的改变、伤口愈合的表现等。

4.将临床表现与生化指标相结合,综合分析和评价患者的营养状况。

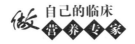

5.书面总结包括所收集的评价营养状况的主、客观数据,明确发生营养不良的危险程度,设定营养治疗计划或特殊建议(热氮量和微营养素的需求、营养治疗途径、营养治疗的短期和长期目标及监测指标)。

第五章　医生如何给予营养支持

营养风险评估:在进行营养支持的同时,对患者需进行营养风险筛查或营养不良评估,详细情况参照第四章第一、二节。下面,我们主要了解下医生对营养方式的选择。

第一节　　医生如何选择营养方式?

一、经口摄食的利弊

优点:经口摄食是人类摄取营养的自然选择,也是营养支持的首选手段。因为食物经口摄入能刺激具有抗菌作用的唾液分泌,故优于管饲营养。同时日常的饮食容易获取,经济又安全。食物的色、香、味能增加人体的满足感,提高生活质量。

缺点:日常食物的摄入要求患者具有一定的咀嚼和吞咽能力,老年人常因牙齿问题,摄食偏少而无法满足人体对营养素的需要。各种疾病也均会导致患者无法经口摄食或者摄食不足,如口腔疾病、胃肠道疾病、心脏恶病质、晚期肿瘤、肝肾功能衰竭等。

注意事项:经口摄食因人而异,针对不同的人群和疾病,要选择适宜个体的饮食方案。老年人膳食指南推荐:食物多样

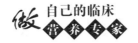

化,谷类为主,粗细搭配;多吃蔬菜、水果和薯类;每天吃奶类、大豆或其制品;常吃适量的鱼、禽、蛋和瘦肉;减少烹调油,吃清淡少盐膳食;食不过量,天天运动,保持健康体重;三餐分配要合理,零食要适当;每天足量饮水,合理选择饮料,如饮酒应限量;吃新鲜卫生的食物;食物要粗细搭配、松软、易于消化吸收;合理安排饮食;重视预防营养不良和贫血;多做户外活动,维持健康体重。

二、口服营养补充剂的利弊

优点:当经口摄食不足或宏观营养素或微量营养素缺乏时,应考虑摄入口服营养补充剂,尤其是对于那些体重丢失或摄入不足达到5～7天的患者。它同样也能刺激唾液分泌,可改善老年人的营养摄入。营养补充剂是能量和营养素的浓缩体,不易造成饱腹感,但能带来短时间的满足感,可以帮助营养不良个体改善营养摄入水平。虽然使用口服营养补充剂会占用医务人员较多的时间,但的确避免了许多使用鼻胃管发生的相关问题。

缺点:是否选择口服营养补充剂主要取决于吞咽能力和有无食管或胃梗阻。同时也需要考虑患者对气味、品种的偏好。即使目前口服营养补充剂的口味已经有所改善,但其口味仍是影响口服效果的重要问题。

三、鼻胃管的利弊

优点:无创、容易放置、符合生理消化的特点,既可连续又可间隙输注。胃容积大,对营养液渗透压不敏感,适用于胃肠道连续性完整的患者。肠内营养可以保护肠道黏膜,防止肠道细菌易位。

缺点:反流与误吸。这会造成鼻咽部溃疡、鼻中隔坏死、鼻窦炎、耳炎、声嘶以及声带麻痹等。

四、经皮内镜下胃造瘘术的利弊

优点:经皮内镜下胃造瘘术比鼻胃管喂养更简单,患者易耐受,肠内营养使用的连续性更好,可以减少食管反流和吸入性肺炎的发生。

缺点:因为是有创性的置管,所以行经皮内镜下胃造瘘术处的皮肤感染概率较大,患者不容易接受。

五、肠外营养的利弊

优点:①可以让肠道充分休息,让病情得到缓解,如肠道炎症性疾病(溃疡性结肠炎、克罗恩病)。②消化道不能工作时,可以为机体提供必要的营养,如消化道瘘、急性胰腺炎。③复杂手术后利用肠外营养可以让患者早点康复。

缺点:①不需要消化道参与,对消化道腺体的分泌有抑制作用,会使小肠黏膜细胞和营养酶系的活性退化。②不符合生理特点,易产生并发症,费用高。③肠外营养会导致心脏血流和心排出量增加,使代谢营养物质消耗的能量增加。

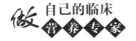

六、如何选择和配合?

(一)老年人的正常营养需要量

老年人的营养代谢与中青年人不同。首先是老年人的基础代谢下降,75~79岁老年人的基础代谢率下降1/3左右。再者,随着年龄的增长,葡萄糖的代谢率和耐受性下降;脂肪分解代谢和脂肪廓清能力降低;蛋白质的吸收率和利用率不足,创伤后蛋白质分解代谢增强,而合成代谢减弱,易导致低蛋白血症。故我们在制订老年人肠外肠内营养支持方案时要根据患者的年龄、体重、BMI、是否禁食、肠内营养量、原发病及同一疾病不同病程、引流液量和质、是否伴有糖尿病和心肺肝肾功能、脂代谢、电解质异常等情况,制订出个体化肠外肠内营养方案。

(二)选择和配合

1.能量的制订

老年患者基础代谢率低,所以对老年患者行营养支持有其特殊性,应根据其疾病严重程度、代谢状态、生理特点及恢复过程的变化在参考成人剂量下制订营养支持方案。布鲁诺等报道,相比于膳食营养能量摄入<25千卡/(千克·天)或>30千卡/(千克·天)的老年人,膳食营养能量摄入在25~30千卡/(千克·天)的老年人10年发病率和病死率明显低;而且相比于蛋白质摄入<0.8克/(千克·天)时的疾病发病率,蛋白质摄入>0.8克/(千克·天)时,其各种疾病的发病率要低。因此,老年人总能量摄入应适量,一般较正常中青年者下降25%～30%,建议每日非蛋白能量供给为20～30千卡/(千克·天)。如肝肾功能正常,蛋白质的摄入应适当增加,一般为1.0～1.5克/(千克·天),这样有利于老年患者的代谢利用。

疾病状况是影响患者营养素需要量的主要因素之一。摄入不足、体重下降可导致能量消耗值代谢性下降,卧床同样使消耗降低。严重创伤或败血症可引起能量消耗增加。常用于计算患者能量需要的简单方法是:能量需要＝BEE×活动系数×体温系数×应激系数。

人体每日的基础能量消耗(basic energy consumption, BEE)可采用Harris-Benedict公式计算。

男性所需BEE(千卡/天)＝66.4730＋13.7513×W＋5.0033×H－6.7750×A;

女性所需BEE(千卡/天)＝655.0955＋9.5634×W＋1.8496×H－4.6756×A。

其中,W为体重(千克),H为身高(厘米),A为年龄(岁),BEE以千卡为计算单位,1千卡＝4.184千焦。

活动系数:卧床取1.20,下床少量活动取1.25,正常活动取1.30。

体温系数:38℃取1.10,39℃取1.20,40℃取1.30,41℃取1.40。

不同疾病时的应急系数见表5-1。

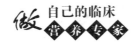

表 5-1　　不同疾病时的应激系数

疾病种类	疾病应激系数
中等程度饥饿	0.85～1.00
术后(无并发症)	1.00～1.05
癌症	1.10～1.45
腹膜炎	1.05～1.25
长骨骨折	1.15～1.30
严重感染/多发性创伤	1.30～1.55
10%～30%体表面积烧伤	1.50
30%～50%体表面积烧伤	1.75
>50%体表面积烧伤	2.00

在对老年患者行肠外营养支持时,营养过度和营养过低一样有害。营养过度因代谢紊乱而出现并发症。从目前已有的相关临床患者的能量代谢文献报告来看,选择性手术患者不存在能量代谢显著增高,败血症患者的能量代谢仅轻度增加,只有重大创伤或非常严重的败血症患者的能量消耗(在一段时间内)会增加20%～40%。欧洲肠外肠内营养学会(ESPEN)提出,即使是肠瘘、烧伤等患者,每天能量摄入量通常也不超过2000千卡。

对极度危重的患者短期内予以"允许的摄入不足"(permissive under feeding)可能对病情反而有利。围手术期相对低热量[15～20千卡/(千克·天)]有利于减少感染并发症与费用支出,缩短住院时间。

2.三大能量营养素供给比例

人体供能的主要营养素有蛋白质、脂肪、碳水化合物三大类。1克蛋白质产生4千卡热量,氮含量＝蛋白质×16%＝蛋白质÷6.25,1克脂肪产生9千卡热量,1克碳水化合物产生4千卡热量,静脉营养产生3.4千卡热量。

葡萄糖是循环中重要的碳水化合物能源,可被机体大部分细胞利用。老年人对葡萄糖的耐量逐渐降低,所以对老年患者行肠外营养时,应特别注意糖量,应激情况下糖耐量更低。对老年患者行肠外营养支持时,以较低浓度葡萄糖(10%左右)开始,逐渐增加热能和糖量,直至达到估算的需要量,并严密监测血糖、尿糖、血浆电解质等。根据年龄、营养需要量、病情,每天葡萄糖供给2～4克/千克(体重),胰岛素与糖之比为1单位:(4～12)克。老年患者特别是创伤性应激后,葡萄糖的热量供给占非蛋白热量的50%～55%是安全的。

老年患者如无血脂代谢异常,其对脂肪的廓清率和氧化利用尚正常,能耐受占非蛋白质热量40%～50%的脂肪乳剂量。脂肪乳剂是较为理想的能源,与葡萄糖一样具纠正负氮平衡的作用,可提供人体必需的脂肪酸。静脉营养时若不给脂肪乳剂,则输入能量受限,导致必需脂肪酸缺乏,所以老年患者肠外营养时需补充脂肪乳剂。肠外营养输注脂肪乳剂时会使血脂升高,而老年人由于血中脂蛋白酶及核蛋白脂肪酶的活性降低,其补充量可较中青年稍减少。尤其对高脂血症的老年患者,应用脂肪乳剂期间要定期监测血脂,根据血脂水平调整用量。

正常成人每日蛋白质的基础需要量为0.8～1.0克/千克(体重),相当于氮0.15克/千克。但其需要量可能随代谢的变化而提高到

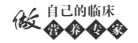

2克/(千克·天),甚至更高。在肾功能正常状态下,老年人的摄入量应适当增加,一般为1.0～1.5克/(千克·天)。在疾病状态下,机体对能量及氮的需求均有所增加,但非蛋白质热量(千卡)与氮量(克)的比例一般应保持在(100～150):1。另外,不同疾病对氨基酸的需求是不同的,如:创伤状态下,谷氨酰胺的需要量明显增加;肝病状态下,则应增加支链氨基酸;肾功能不良时,则以提供必需氨基酸为主等。

3.水的摄入量

水分占成人体重的50%～70%,分布于细胞内液、细胞间质、血浆、去脂组织和脂肪中。人体进行新陈代谢的一系列反应过程都离不开水,保持水分摄入与排出的平衡是维持内环境稳定的根本条件。老年人对水的基本需要量约为每日25毫升/千克,一般不能超过2000毫升(2升),呕吐、腹泻、胃肠道瘘、多尿、多汗状态下需额外补充。对于慢性肾功能不全和心力衰竭需限制水而又需用利尿药的老年患者,既可发生液体负荷过大,又可发生脱水,因此在肠外营养时,要随时调整营养液浓度。

4.维生素和矿物质

同时要注意补充多种维生素和矿物质。

5.老年人肠外营养配置

老年人的肠外营养支持方法与中青年人基本相同,但老年人常需限制液体摄入量。因此,选择中心静脉通路并输入高渗性液体较好。肠外营养液应配制成混合营养液后输入,从低热量开始,可按25千卡/(千克·天),糖:脂比例为2:1,氮0.16克/(千克·天)给予。对肝病患者应增加支链氨基酸的用量。同时供给足量的维生素(包括水溶性和脂溶性维生素)、电解质及微量元素。肠外营养每日推荐量总结见表5-2。

表5-2　　肠外营养每日推荐量

肠外营养类别	成分	每日推荐量
能量2～3千卡/(千克·天)[每1千卡/(千克·天)给水量为1～1.5毫升]	葡萄糖	2～4克/(千克·天)
	脂肪	1.0～1.5克/(千克·天)
	氮量	0.10～0.25克/(千克·天)
	氨基酸	0.6～1.5克/(千克·天)
电解质(肠外营养成人平均日需量)	钠	80～100毫摩尔
	钾	60～150毫摩尔
	氯	80～100毫摩尔
	钙	5～10毫摩尔
	镁	8～12毫摩尔
	磷	10～30毫摩尔
脂溶性维生素	维生素A	2500单位
	维生素D	100单位
	维生素E	10毫克
	维生素K_1	10毫克
水溶性维生素	维生素B_1	3毫克
	维生素B_1	3.6毫克
	维生素B_6	4毫克
	维生素B_{12}	5微克
	泛酸	15毫克
	烟酰胺	40毫克
	叶酸	400微克
	维生素C	100毫克
微量元素	铜	0.3毫克
	碘	131微克

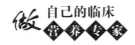

续表

肠外营养类别	成分	每日推荐量
微量元素	锌	3.2毫克
	硒	30～60微克
	钼	19微克
	锰	0.2～0.3毫克
	铬	10～20微克
	铁	1.2毫克

注：参考2004年中华外科学会临床营养支持学组编写的《临床肠内及肠外营养操作指南》。

第二节　　肠内营养如何给予？

一、肠内营养的优点

1.要努力实施肠内营养支持,即使暂时不成功也要尽可能创造条件去反复尝试肠内营养,因为临床患者一旦耐受了肠内营养,将受益无穷。

2.营养物质经门静脉系统吸收输送至肝脏,有利于内脏(尤其是肝脏)的蛋白质合成及代谢调节。

3.长期持续应用全肠外营养会使小肠黏膜细胞和营养酶系的活性退化;而肠内营养可以改善和维持肠道黏膜细胞结构与功能的完整性,有防止肠道细菌易位的作用。

4.肠外营养导致内脏血流与心排出量增加,使代谢营养物质消耗的能量增加。在同样热量与氮量的条件下,应用肠内营养的患者体重增加,氮潴留优于全肠外营养,而且人体组成的改善也较明显。

5.肠内营养较价廉,对技术和设备的要求较低,使用简单,易于临床管理。

二、何时能使用肠内营养?

对于口服摄入不足但胃肠道有消化吸收功能的患者,可以应用肠内营养支持。

三、何种情况下无法使用肠内营养?

1.由于器官衰竭、严重感染及手术消化道麻痹所致的肠功能障碍。

2.完全性肠梗阻。

3.无法经肠道给予营养时。

4.高流量的小肠瘘。

5.有可能增加机会性感染的情况也为肠内营养的相对禁忌证,如上腭-面部手术或抗肿瘤治疗。

6.伦理方面的考虑,如临终关怀。

对适应证不确定的病例,可考虑短期试用肠内营养。

四、如何给予肠内营养?

肠内营养的给予方式取决于患者自身的身体情况,会受到很多因素的影响,我们应尽量满足肠内营养的需要,置管方式应尽量简单、方便,尽量减少对患者的损害,使患者感觉舒适,

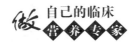

以有利于患者长期带管。

　　肠内营养的管饲途径分为两类。①无创置管技术：主要指经鼻胃途径放置导管，根据病情需要，导管远端可放置在胃、十二指肠或空肠中。②有创置管技术：根据创伤大小分为微创经皮内镜下胃造瘘术和外科手术下的各类造口技术。

(一)口　服

　　口服就是我们平常进食的状态，即无病无痛、能够在自理完成的情况下进行。

(二)鼻胃管

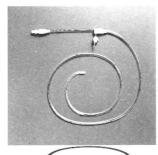

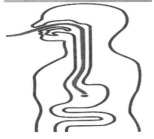

　　鼻胃管由鼻孔插入，经由咽部，通过食管到达胃部，由此进行喂养。其优点在于胃的容积大，对营养液的渗透压不敏感，适用于胃肠道连续性完整的患者。缺点是有反流与误吸的危险。而且经鼻放置导管可导致鼻咽部溃疡、鼻中隔坏死、鼻窦炎、耳炎、声嘶以及声带麻痹等并发症。因此，选择鼻饲导管时应注意选择比较光滑、柔软、富有弹性的材质，可以增加患者舒适度、减少组织压迫坏死的风险，能保证鼻饲管的长期应用。食管静脉曲张、食管出血、肠道吸收障碍、肠梗阻、急腹症患者禁忌用鼻胃管。

（三）鼻十二指肠管或鼻空肠管

鼻十二指肠管或鼻空肠管的导管尖端
位于十二指肠或空肠，主要适用于胃或十
二指肠连续性不完整（胃瘘、幽门不全性梗
阻、十二指肠瘘、十二指肠不全性梗阻等）
和胃或十二指肠动力障碍的患者。

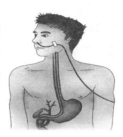

（四）经皮内镜下胃造瘘术

经皮内镜下胃造瘘术为建立长期
的肠内营养提供了一种安全、有效的
非手术途径，避免了鼻腔刺激，而且可
用于胃肠减压、pH监测、给药等。其
可采取手术（剖腹探查术或腹腔镜手

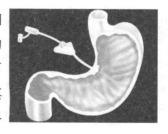

术）或非手术方式放置。如果采取手术方式，则无须全麻，创伤
小，术后可立即灌食，可置管数月至数年，满足长期喂养的需求。

（五）空肠造口术

空肠造口术用于腹部手术后的早期空肠内管饲喂养，利用
在肠壁内置入喂养导管，形成抗渗漏
的喂养通道，达到安全、方便的喂养
目的。

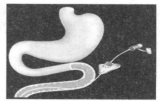

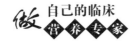

五、肠内营养制剂有哪些?

肠内营养制剂类型及特点见表5-3。

表5-3　肠内营养制剂类型及特点

分类标准	类型	定义	特点	适用人群
组分	整蛋白型	指以完整型蛋白质、三酰甘油酯和糖类多聚体等宏量营养素为基础组成的配方	营养均衡、完整,可作为唯一的营养来源,口感好,渗透压低	适用于消化吸收功能正常或接近正常的患者
	氨基酸(短肽)型	指以蛋白质经预消化后形成的短肽或氨基酸作为氮源,三酰甘油酯及以部分水解的淀粉(麦芽糖糊精和葡萄糖寡糖)作为糖类的主要来源	营养均衡、完整、无渣,可作为唯一的营养来源,口感较差,渗透压较高	适用于消化道功能明显减弱,但肠道吸收功能部分存在的患者
用途	标准型	营养素分布与正常饮食相同	进入胃肠道后可刺激消化腺体分泌消化液,帮助消化、吸收,在体内消化吸收过程同正常食物,可提供人体必需的营养物质和满足能量的需要	适用于消化吸收功能正常或接近正常的患者

续表

分类 标准	类型	定义	特点	适用人群
疾病适用型		指加入或去除某种营养素以满足疾病状态下特殊代谢需要的配方	糖尿病适用型 肺病适用型 肿瘤适用型 肾病适用型 免疫加强型 肝病适用型	糖尿病患者 肺病患者 肿瘤患者 肾病患者 免疫缺陷患者 肝病患者
其他	要素膳	根据氮源的不同,分为以水解蛋白为氮源和以氨基酸为氮源两种	营养全面,无须消化即可直接或接近直接吸收,成分明确,不含乳糖,不含残渣或残渣极少,口感较差	适用于行胃肠手术后有胃肠道功能或部分胃肠道功能的患者
	非要素膳	匀浆制剂	一种由粮食、肉、蛋、奶、蔬菜等各类天然食物混合乳化后制作而成的糊状浓流体医疗膳食,可调配成热能充足、比例适当、各种营养素齐全的平衡膳食	适用于胃肠功能正常,但不能经口进食的患者
		整蛋白为氮源(配方肠内营养制剂)	有含牛奶配方和含食物纤维配方的产品,其特点是渗透压接近等渗,口感良好,适于口服和管饲	适用于胃肠功能较好的患者

注:具体肠内营养制剂产品可参照附表2-1～附表2-6。

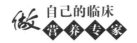
六、肠内营养期间出现"意外"的解决方式有哪些?

所谓的"意外",医学术语即为"并发症",在肠内营养期间主要有三方面:机械性并发症、胃肠道并发症和代谢性并发症。其中,胃肠道并发症最为常见,占30%～38%。

(一)机械性并发症

1.误吸

误吸被认为是肠内营养实施过程中最严重的并发症之一,主要由三个原因引起,即饲管脱出至食管、胃排空延缓和一次灌注量过大。针对上述原因,可以分别采取重新置管、检查胃内残留量及减少一次灌注量的方式来处理。

2.鼻咽食管损伤

鼻咽食管损伤与鼻饲管粗硬有关,可更换细软管,减少对鼻咽喉部的刺激。

3.鼻饲管堵塞

鼻饲管堵塞与膳食黏稠、药品未研碎、输注完后未冲洗有关。处理方法分别为稀释膳食,研碎药品,每次输注完后一定要冲洗。

(二)胃肠道并发症

1.腹泻

腹泻是肠内营养治疗的常见并发症,发生率约为10%～20%,严重腹泻能导致严重的水、电解质紊乱。其主要原因是肠内营养的营养液渗透压过高、输注速度太快、脂肪吸收不良和营养液温度过低等。低蛋白血症也是常见的原因之一。其他还有营养液受污染、抗生素所致的肠道菌群失调和结肠炎等。

2.恶心、呕吐

恶心、呕吐可能与术后胃肠功能尚未完全恢复、输注速度过快、营养液中脂肪含量过多有关。

3.胃排空延缓、倾倒综合征、便秘等

胃排空延缓、倾倒综合征、便秘等的主要原因为营养液等渗、高渗液体进入小肠、水和膳食纤维摄入不足等。

以上胃肠道并发症可以根据不同的原因分别采取不同的处理办法，如采用低脂膳食、减慢输注速度、严格执行无菌操作、加温至适宜温度、避免使用引起腹泻的药物、改换品种或补充水分、膳食纤维等来防治。

(三)代谢性并发症

1.高血糖

高血糖常见于接受高热量喂养者,及合并有糖尿病、高代谢、皮质激素治疗的患者。危重患者应激状态下有严重的胰岛素抵抗,这也是高血糖发生的原因。监测尿糖和酮体是发现高血糖的有效方法,根据血糖水平调节胰岛素的应用,选用合适的肠内营养制剂。

2.低血糖

低血糖多发生于长期应用肠内营养而突然停止的患者,多

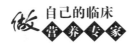

由于不必要地应用胰岛素或过量使用降糖药引起的。因此,在停用肠内营养时,应逐渐进行,必要时可适当补充葡萄糖。加强血糖监测,酌量使用外源性胰岛素。

3.电解质紊乱

膳食用量不足或过大、腹泻等可导致低钠血症或高钠血症,高钾血症或低钾血症。预防的方法是定期检查血电解质和液体进出量,及时补充。

4.高碳酸血症

当机体在应激状态时或摄入大量的碳水化合物后,产生的二氧化碳增多,如患者肺功能不佳,则可出现高碳酸血症,此时应该降低糖类摄入量。

常见的肠内营养代谢并发症见表5-4。

表5-4　　常见的肠内营养代谢并发症

类　型	原　因	处理方法
低钠血症	水分过多	更换配方,限制液体
高钠血症	液体摄入不足	增加水分摄入
脱水	腹泻、液体摄入不足	寻找腹泻原因,增加水分摄入
高血糖	能量摄入过量、胰岛素不足	评估能量摄入,调整胰岛剂量
低钾血症	再喂养综合征、腹泻	纠正钾缺乏,寻找腹泻原因
高钾血症	钾摄入过量、肾功能不全	更换配方
低磷血症	再喂养综合征	增加磷摄入,减少能量负荷
高磷血症	肾功能不全	更换配方

七、肠内营养支持(管饲)推荐指南

老年患者肠内营养支持(管饲)推荐意见如下(以下括号中

给出的A～D级等表示循证医学证据水平,后同)。

1.有营养不良或营养不良风险的老年患者是肠内营养的适应证。(A级)

对于需营养支持且胃肠道功能正常或基本正常的老年患者,首选肠内营养。(A级)

2.管饲对虚弱的非疾病终末期老年患者是有益的,可改善其营养状态。(B级)

3.标准整蛋白配方适合多数老年患者的肠内营养。(B级)

优化脂肪酸配方长期应用可降低心血管事件的发生率。(B级)

膳食纤维有助于管饲患者肠功能恢复。(A级)

4.肠内营养无法满足老年患者的能量需要(<60%的热量需要且超过7天)时,应考虑联合应用肠外营养。(B级)

5.鼻胃管适用于较短时间(2～3周)接受肠内营养的老年患者;管饲时,头部抬高30°～45°角可降低吸入性肺炎的发生概率。(C级)

6.对于接受腹部手术且术后需要行较长时间肠内营养的老年患者,建议术中留置空肠造口管。(C级)

当施行近端胃肠道的吻合后,通过放置在吻合口远端的空肠营养管进行肠内营养。(B级)

7.对于需要长期营养支持的老年患者,相比于留置鼻胃管,更推荐经皮内镜下胃造瘘术。(A级)

对于肠内营养应用超过4周以上的老年患者,推荐经皮内

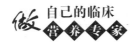

镜下胃造瘘术。(B级)

对老年患者,管饲可在胃造瘘管留置3小时后开始。(A级)

8.对于有高吸入性肺炎风险的患者,应选择经各种途径(如鼻空肠管、空肠造口或内镜下肠造口)的空肠置管技术。(C级)

八、肠内营养(口服补充)推荐指南

1.老年人若存在营养不良或营养风险,可在饮食的基础上补充经口营养补充剂,以改善营养状况,但不影响饮食摄入量。(A级)

2.经口营养补充剂可降低髋部骨折和骨科手术的老年患者的营养风险,并减少手术后并发症。(A级)

3.蛋白质含量高的经口营养补充剂可降低老年患者发生压疮的风险。(A级)

4.经口营养补充剂对阿尔茨海默病患者营养状况的改善效果优于营养教育的效果。对早期和轻中度阿尔茨海默病的老年患者,可考虑使用经口营养补充剂,以保证足够的能量和营养素供给,促进体重增加,防止营养不良的发生和发展。(B级)

第三节 肠外营养如何给予?

一、肠外营养的优点

肠外营养的优点在于经胃肠外提供营养素可减少消化道消化液的分泌和胃肠蠕动,使消化道处于休息状态,有利于疾病复原或愈合。有时虽不能达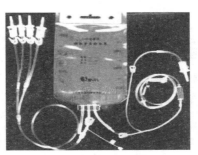到完全自行愈合,但经积极营养支持后,全身情况有较大的改善,使进一步治疗获得的概率大大增加,死亡率锐减。对短肠综合征患者,可起到维持营养的作用,一直到肠道充分代偿适应为止。

二、何时能使用肠外营养?

肠外营养基本适用于胃肠道功能障碍或衰竭者,包括需要营养治疗又不能或不宜接受肠内营养治疗的患者。肠内营养的适应证包括以下四类。

(1)胃肠道功能障碍:经口服或管饲无法达到目标量的60%,如炎症性肠病、短肠综合征、吸收不良综合征、消化道瘘、胃肠道梗阻等。

(2)肠道功能衰竭:如短肠综合征发生不可逆肠功能衰竭患者,肠外营养支持属于"挽救生命"的治疗。对早期短肠综合征患者,应提供静脉补液和肠外营养支持;对肠道功能已经无法代偿的患者,应提供家庭肠外营养支持。

(3)因疾病或治疗限制不能经胃肠道摄食或摄入不足者:如心力衰竭、肾衰竭、肿瘤放疗或化疗致胃肠道反应、妊娠剧吐、神经性厌食等。

(4)高分解代谢状态:如严重感染、大面积烧伤、创伤或大

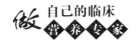

手术前后。

三、何种情况下无法使用肠外营养?

1. 绝对不能用

休克、生命体征不平稳、内环境紊乱、严重出凝血障碍、严重水电解质紊乱。

2. 相对不能用

(1)胃肠道功能存在,在5～7天内可经口服或管饲喂养达到目标量,或在肠内营养开始后2～3天摄入量达到目标量的60%。

(2)对于在第1周内早期肠内营养无法实施的重症患者,第1周不用肠外营养(ASPEN,2009)。

(3)入院前无营养不良的重症患者,1周内无须肠外营养(ASPEN,2009)。

(4)无明确治疗目的或已确定为不可治愈而盲目延长治疗者。如广泛转移的晚期恶性肿瘤伴恶病质的患者,生活质量差,任何治疗方法均无明显改善作用,此时肠外营养也无明显益处,反而会增加患者生理和经济的负担。

(5)预计发生肠外营养并发症的危险性大于其可能带来的益处者。

(6)脑死亡或临终,或不可逆昏迷。

四、如何给予肠外营养?

当老年患者经1:7进食或肠内营养受限、处于饥饿状态3天以上或营养摄入不足状态持续7～10小时时,应及时给予肠外营养支持。严密监测下的肠外营养实施是安全、有效的。

肠外营养方式及其优缺点见表5-5。

表5-5　　肠外营养方式及其优缺点

方　式	适应证	途　径	优　点	缺　点
经中心静脉肠外营养	肠外营养超过2周、营养液渗透压高于1200毫渗/升H_2O者	经颈内静脉、锁骨下静脉或上肢的外周静脉达上腔静脉	可输注高渗透压营养液，长时间留置，避免多次静脉穿刺的痛苦和不适。保护外周静脉，避免静脉炎和静脉血栓	操作复杂，易感染，插管相关的并发症多
经周围静脉肠外营养	短期肠外营养(＜2周)、营养液渗透压低于1200毫渗/升H_2O者；中心静脉置管禁忌或不可行者；导管感染或有脓毒症者	经周围静脉	简便易行，可避免中心静脉置管相关并发症(机械损伤、感染)，且容易早期发现静脉炎	输液渗透压不能过高，需反复穿刺，易发生静脉炎，故不宜长期使用

五、肠外营养有哪些?

肠外营养的种类可见表5-6。

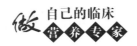

表5-6　　肠外营养种类

成　分	分　类	种　类
碳水化合物	葡萄糖	5%葡萄糖 10%葡萄糖 50%葡萄糖
	果糖	果糖针(护川)25克/250毫升 果糖针(普利康)25克/250毫升 果糖二磷酸钠针(瑞安吉)10克/100毫升
氨基酸	平衡型和疾病型氨基酸	复方氨基酸注射液(20AA)(安平)50克/500毫升 复方氨基酸注射液(18AA)(辰兰)8.06克/250毫升 复方氨基酸注射液(18AA-Ⅱ)(乐凡命)8.5%21.25克/250毫升 复方氨基酸注射液(15AA)20克/250毫升 复方氨基酸(15)双肽(2)注射液67克/500毫升 复方氨基酸注射液(9AA)13.98克/250毫升 复方氨基酸注射液(3AA)10.65克/250毫升 丙氨酰谷氨酰胺注射液(力太)10克/50毫升 氨基酸针(洛安命)12.5克/250毫升
脂肪乳	长链脂肪乳	长链脂肪乳针(克凌诺)50克/250毫升
	中/长链脂肪乳	中/长链脂肪乳针(力保肪宁)20% 250毫升 中/长链脂肪乳(力能)20% 250毫升
	结构脂肪乳	结构脂肪乳注射液(力文)50克/250毫升
	ω-3鱼油脂肪乳	ω-3鱼油脂肪乳针(尤文)10% 100毫升
维生素		注射用水溶性维生素（水乐维他） 脂溶性维生素注射液(Ⅱ)(维他利匹特) 各种维生素制剂注射液
矿物质		多种微量元素注射液(Ⅱ)(安达美)

六、使用肠外营养期间出现"意外"的解决方式有哪些?

(一)机械性并发症

机械性并发症主要包括以下几个方面。

(1)穿刺锁骨下静脉引起周围组织器官损伤,包括气胸、血胸等。

预防及处理:除掌握穿刺的适应证外,还需熟练掌握操作技术。穿刺时,穿刺定位要准确(最好采用超声引导技术进行定位)。还应密切观察患者的呼吸及胸部情况,必要时拍胸部X线片以确定有无气胸。一旦明确气胸,应立即拔出导管。气体量小时,无须特殊处理;严重时,进行胸腔闭式引流。血胸在肺复张后出血多能自行缓解,若继续出血不止,除抽气排液和适当地输血外,还应考虑开胸结扎止血。

(2)空气栓塞、静脉栓塞、小的肺栓塞等,在插管时及以后均可能发生。

预防及处理:在患者呼气状态时插管,并使用封闭导丝置入装置;密切观察导管固定是否牢固,有无脱出等;及时更换液体,防止滴空;接输液管或静脉推注前排尽空气;管道的连接处(肝素帽、三通管)要连接紧密。少量空气可以通过深静脉导管抽出含气泡血液;如有大量气体进入,应立即将患者置于左侧卧位和头低足高位,给予高流量吸氧或高压氧治疗。

(3)插管机械损伤造成静脉炎。

预防及处理:操作者应严格遵循无菌操作原则,熟悉操作

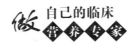

技术,避免反复穿刺。导管应选用质地柔软、组织相容性好的材料,且应固定妥当,防止移动。

(4)静脉导管异位,心律失常。

预防及处理:操作者应熟练掌握置管技术,熟悉置管长度。穿刺置管时,应密切注意心电监护的变化,当患者出现心律失常时,应将导管退出少许。严密观察输液速度,防止滴注速度过快。如因滴注速度过快引起心律失常,则应立即减慢滴速。对于中心静脉置管所致的心律失常,一般撤出导管即能自行恢复,无须药物治疗。

(二)感染性并发症

致病菌可经皮肤穿刺点、导管和输液系统的衔接处或污染的营养液进入体内,引起严重的败血症、感染性休克等危及生命的并发症。遇有接受胃肠外营养的患者突然出现原因不明的发热时,应慎重考虑是否是由于导管引起的严重感染。应积极寻找发热原因,同时进行抗感染治疗。若无好转趋势,而原因仍不明,虽置管的局部无炎症反应迹象,除送血培养外,也应及时拔导管,并对导管管端进行细菌培养。

(三)代谢性并发症

1.营养补充不足

营养补充不足包括电解质紊乱、微量元素缺乏和必需脂肪酸缺乏等,如低磷血症、低锌血症、谷氨酰胺缺乏等。在配比时,应注意各种营养物质的均衡性补充,及时监测。

2.糖代谢异常

糖代谢异常包括胰岛素用量不当引起的高血糖和低血糖,以及葡萄糖用量过多引起的肝损害(脂肪肝)。应注意胰岛素用量及速度,及时识别高血糖和低血糖反应,予以纠正。

3.肠外营养本身的并发症

肠外营养本身的并发症包括胆汁淤滞、胆泥及胆石形成、肝酶谱升高、肠屏障功能减退、继发性肠道细菌和内毒素移位,以及肠源性感染等。应适当补充谷氨酰胺类肠黏膜保护剂和及早改用肠内营养。

七、肠外营养推荐意见

1.肠内营养是营养支持治疗的首选。当肠内营养不能满足患者总能量的60%或有肠内营养禁忌和不耐受时,应选用肠外营养。(C级)

2.一般建议每天非蛋白质能量供给为83.6～125.4千焦/千克,蛋白质供给为1.0～1.5克/千克。(B级)

3.肠外营养处方建议糖脂双能源,脂肪比例可适当增加(不超过非蛋白质热量的50%)。(C级)

4.药理剂量的鱼油脂肪乳适用于外科术后患者,可改善临床结局。(A级)

5.危重症患者也应将鱼油脂肪乳作为肠外营养处方的一部分加以考虑。(B级)

注重微营养素的补充。(B级)

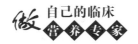

6.老年患者肠外营养制剂与成人制剂使用相同;对危重症或有特殊代谢需求的老年患者,建议根据个体化的肠外营养处方配置全合一制剂;对病情稳定特别是实施家庭肠外营养的老年患者,可考虑用工业化多腔袋制剂,减少血流感染风险。(B级)

7.对于不超过1周的肠外营养首选外周静脉输注;PICC是较长时间肠外营养的输注途径。(C级)

第六章　医生如何处理不同疾病的营养问题

第一节　外科疾病

一、肝胆手术

(一)肝胆外科与围手术期营养支持

营养不良容易增加术后并发症的发生率,诸如切口裂开、组织愈合差、感染、胃排空延迟、康复慢等。术前白蛋白水平低可导致术后并发症与病死率升高。复杂肝胆手术后机体处于高度应激状态,其表现为高分解代谢,同时并发对外源性氨基酸和能量的利用障碍。后者进一步加重了肝胆外科患者的术后营养支持难度。既往认为术前营养支持与术后并发症发生率和病死率无关,可能与营养支持入路不合适或持续时间不够有关。目前,围手术期营养支持可影响肝胆外科患者的预后已为基本共识。

(二)营养治疗原则

1.适应证

肝胆手术后营养支持主要用于术前有营养不良但未能有

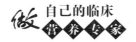

效纠正及术后出现并发症(如肠瘘、胰瘘、胆瘘、严重腹腔感染等)的患者。术后放化疗导致患者恶心、呕吐、无法进食也是营养支持的适应证。

2.时 间

关于术前营养支持的时间尽管尚无达成共识,但一般推荐为7～14天。如果时间太短,营养支持无法起效。术后早期主要在于维持内稳态、降低手术应激。因此,术后营养支持可以于术后48小时开始。

3.营养支持方式

目前,营养支持方式明确推荐首选肠内营养。肠内营养不仅可以维护肠黏膜屏障、刺激胃肠液及胃肠道激素分泌、改善门脉血流灌注、维护肝胆功能、降低应激,而且必要时可以实施胆汁回输,提高肠内营养耐受性,促进营养物质吸收。因此,在行复杂肝胆手术时,对考虑术后有胃肠道并发症高危因素者,术中可以行预防性空肠造口。

值得注意的是,强调肠内营养并不是完全摒弃肠外营养,后者可以作为前者的补充。ESPEN指南建议,一旦60%以上的能量需求不能从肠内营养获得满足,即应补充肠外营养。

肝胆外科营养支持的目的已不仅仅是提供营养底物,更可通过添加特殊营养底物来改善患者预后。通过合理的围手术期营养支持治疗,调控血糖、调节机体免疫、维护组织与器官功能,进而提高外科治疗效果,是今后肝胆外科营养支持需要努力的方向。

二、胃肠手术

胃肠手术术后营养治疗原则包括以下几个方面。

(一)长期膳食调节

注意供给高能量、高蛋白、高脂肪、富含维生素的食品。少量多餐：每天5～6餐，每次进流质100毫升左右，不宜过饱，开始1～2天给予清流质，以后渐改为稠流质膳食。随着病情逐渐好转，改为少渣半流质膳食，每餐主食50～100克，每天5～6餐，以后可逐渐加量。定时定量进餐，利于消化吸收，并预防倾倒综合征和低血糖症。平时可服用胰酶及各种维生素，口服甲氧氯普胺或多潘立酮(吗丁啉)，以改善腹部饱胀等不适。必要时可间隔经静脉补充营养或给予要素膳食。

(二)保证能量供给

总能量摄入量是决定胃部手术后能否顺利恢复的关键。通常，完全卧床患者所需能量为基础代谢的1.2倍，起床活动者加25%以上，体温每升高1℃，代谢率增加13%。胃部手术后早期能量摄入不足，体内脂肪及蛋白质分解以供给能量，尿氮增加，有负氮平衡及体重下降。所以，胃部手术后早期应静脉补充葡萄糖、氨基酸、脂肪乳剂及维生素等。随着患者的肠道功能恢复，逐步过渡到以口服膳食为主。

(三)适量糖类

糖类易消化吸收，是能量的主要来源，经消化吸收后产生

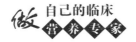
能量或合成糖原储存于肝和肌肉组织中,剩余的转变为脂肪储存。禁食时,肝内糖原迅速变为葡萄糖供给能量。因储存量少,机体很快将储备的糖原消耗干净,然后主要动员脂肪分解以满足机体需要,蛋白质分解供能仅占13%。膳食糖类应适当控制,过多会导致高渗性倾倒综合征,供给以300克/天左右为宜。

(四)限制脂肪

视病情而定,如无腹泻每天可供给脂肪1～2克/千克,且应供给易消化吸收的脂肪,如植物油、奶油、蛋黄等。蛋黄中的脂肪易消化吸收,吸收率可达93%以上,通常不易致腹泻。有少数患者胃部手术后,因胆汁和胰液的分泌减少及其与食物混合较差,使脂肪的消化吸收发生障碍,从而发生脂肪痢,此时应减少膳食脂肪供给量。

(五)足够蛋白质

胃部手术后,因胃酸及胰液分泌相对减少,造成胰蛋白酶的缺乏,加之肠蠕动加速,部分蛋白质不能被吸收,易致血容量及血浆蛋白下降。术后患者耐受性差,伤口愈合能力减弱,甚至发生手术切口裂开,吻合口水肿感染,严重的可发生吻合口瘘。因此,胃切除患者应补充高蛋白质膳食,每天供给1～2克/千克,选择易消化、必需氨基酸含量高而种类齐全、生理价值高的食品,如鸡蛋、鱼、虾、瘦肉、豆制品等。

(六)补充维生素和矿物质

胃部手术后可发生不同程度的消化吸收障碍,尤其是 B 族维生素、维生素 A、维生素 C 及铁等微量元素。故应注意膳食补充,以预防贫血及各种维生素缺乏。

(七)选择合适膳食

选择黏稠性的、排空较慢及少渣易消化的食品,可延长食品通过小肠的时间,促进食品的消化吸收。如要进食汤类或饮料,应注意干稀分开,并尽量在餐前或餐后 30~45 分钟进食汤类,以预防食品过快排出影响消化吸收。另外,进食时可采取平卧位或进餐后侧卧位休息,以延长食品的排空时间,使其完全消化吸收。

(八)纠正贫血

贫血患者可多选食含铁较高的食品,如大豆、动物内脏、新鲜蔬菜等。严重者可口服无机铁盐,如硫酸亚铁、枸橼酸亚铁,或肌肉注射右旋糖酐铁,而后者副作用较大,使用时应慎重。

(九)治疗代谢性骨病

对于胃部手术后出现代谢性骨病的患者,应增加含丰富维生素和高蛋白质的食品及牛奶、鱼类等含钙量较高的食品。出现症状者可口服维生素 D,每天 125~625 微克,同时口服钙剂,通常效果良好。

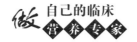

三、其他手术

老年患者围手术期营养治疗原则包括以下几个方面。

(一)适应证

营养摄入不足,如短肠综合征;患者处于高代谢状态,如严重烧伤、多发性创伤、机械通气、各种大手术术前准备等;消化道功能障碍,包括胃肠道梗阻、炎性肠道疾病、严重放射性肠损伤、消化道瘘、各种肝脏及胆系疾病、重症胰腺炎、肠道准备等;疾病所伴有的各种营养不良及重要脏器功能不全;某些特殊患者,如器官移植、重症糖尿病患者。

(二)需要量

营养治疗的补充量主要根据患者摄入量不足的程度而定。可根据 Harris-Benedict 公式计算,由于该公式所得热量比实际需要量高10%,所以在实际工作中应将计算值减去10%。另外,可使用间接能量测定仪来测出热量需要量。根据热氮比为(100～150)千卡:1克的比例计算氮量。对于大多数患者可按热量25千卡/(千克·天)、氮量0.16克/(千克·天)的量给予。

(三)时　间

营养治疗时间主要取决于病情缓急和病变性质,一般为术前7天左右及术后7天左右。良性疾病的术前营养治疗的时间不受限制,可待患者营养状态改善后再进行手术。但对于恶性肿瘤患者,应尽可能在7～10天内使其营养状态改善并尽早手术。

(四)肠内营养/肠外营养选择

对于肠道尚有功能的患者,应首选肠内营养,若不能进食或进食量少,则考虑肠外营养。肠内营养补充不足时,可加用肠外营养。

推荐意见:

1.对于中重度营养不足的老年患者,大手术前应给予7～10天的营养治疗。(A级)

2.对于无营养风险的老年患者,围手术期接受单纯糖电解质输液已经足够。(A级)

3.对于无特殊误吸风险及胃排空障碍的老年患者,建议仅需麻醉前2小时禁水。(A级)

4.由于肠道耐受力有限,管饲肠内营养推荐采用输注泵以较低的滴速(10～20毫升/小时)开始,可能需要5～7天才能达到目标摄入量。(C级)

5.对于有营养治疗指征的老年围手术期患者,经由肠内途径无法满足能量需要(<60%的热量需要)时,可考虑联合应用肠外营养。(C级)

6.对于老年手术患者,如果手术后需要营养支持,推荐关腹前放置较细的空肠造口管或鼻空肠管,术后早期给予肠内营养。

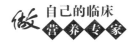

第二节　　消化系统疾病

一、胰腺炎

(一)营养支持治疗的意义

营养支持对重症急性胰腺炎患者有着重要意义,主要表现在以下两个方面。

(1)在胃肠功能衰竭和严重疾病状况下,营养支持可以维持机体完整的营养。

重症急性胰腺炎患者处于高代谢和高分解状态,能量消耗明显增加,尤其是老年人,是营养不良风险的高危人群。患者机体营养储备不足,应通过适当的途径提供合理的营养底物,尽可能降低机体组织的分解,预防和减轻营养不良。通过适当的途径和特殊底物的给予可纠正重症急性胰腺炎患者异常的营养物代谢,如高血糖、低蛋白血症、低钙和低镁等。几乎所有重症急性胰腺炎患者都有不同程度的肠动力和屏障功能障碍(肠麻痹、胃蠕动迟缓及十二指肠淤滞),部分患者存在肠管损伤,其胃肠功能要经过相当长时间才能逐渐恢复,因此营养支持需贯穿重症急性胰腺炎治疗的全过程。

(2)营养支持对疾病恶化的病理过程有着积极的阻断作用。

通过禁食,让胃肠减压;通过营养支持应用,让胰腺处于休息状态,减少胰腺分泌,减轻胰酶激活及其对胰腺和周围组织的腐蚀,防止胰周炎症的继续发展。早期肠内营养有助于改善肠黏膜屏障,减少内毒素和细菌易位,减轻炎症反应,降低重症急性胰腺炎患者后期感染和多器官功能衰竭综合征(multiple organ dysfunction syndrome,MODS)的发生。同时,许多特殊营养物(谷氨酰胺、ω-3脂肪酸等)的给予可以调节炎症免疫反应,增强肠黏膜屏障。

(二)营养治疗指征

临床上,主要根据疾病严重程度和患者营养状态判断是否需要营养治疗。以下是胰腺炎患者营养治疗的指征。

(1)胰腺炎患者存在营养风险,应当进行营养筛查。筛查结果有营养不良风险的患者需要营养治疗。

(2)预期禁食时间超过7天的轻中度胰腺炎患者需考虑营养治疗。

(3)已经禁食5～7天的轻中度胰腺炎患者应当开始营养治疗。

(4)重症胰腺炎是早期营养治疗的指征。

(5)出现外科并发症的胰腺炎患者。

(三)营养治疗途径

营养治疗的途径有肠内营养和肠外营养。

1.肠外营养

以往,通过中心静脉或外周静脉给予的全肠外营养一直被

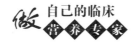

作为重症急性胰腺炎患者的标准营养支持手段。在重症急性胰腺炎急性反应期,全肠外营养提供代谢所需的营养素、热量和氮源,营养支持效果确切,同时其避开消化道的营养方式不会刺激胰腺的外分泌,能达到让胰腺"休息"的目的。

但长期使用全肠外营养时,由于长期禁食,肠黏膜缺乏食物刺激,肠黏膜萎缩,肠腔内分泌性IgA(secretory IgA,sIgA)明显减少,肠黏膜屏障功能受损,从而引发肠道细菌和内毒素移位,增加胰腺感染的机会,甚至增加患多器官功能衰竭综合征和死亡的风险。胃肠道占有人体65%的免疫组织及80%的免疫球蛋白生成组织,是人体最大的免疫器官。所以,正常的胃肠道功能可以控制机体有效的免疫反应,并改善疾病的预后。在进食状态,细胞间的紧密连接保证了胃肠道功能的完整性。肠管的蠕动、胆汁及免疫球蛋白的分泌阻止了细菌在肠管的黏附及细菌的移位。使用全肠外营养的重症急性胰腺炎患者肠道任何功能的缺失,如肠蠕动减慢、肠绒毛萎缩、肠壁特别是肠黏膜缺血都可能使得细胞间的紧密连接被破坏,造成肠管内细菌大量繁殖,细菌移位至淋巴结及机体循环。另外,由于缺少营养及食物的刺激,免疫球蛋白及胆汁分泌减少,肠管黏膜细菌增加,细菌移位及内毒素生成增多,最终导致肠管内抗原激活失败,淋巴组织甚至肠管内组织坏死。且全肠外营养易加重高血糖、高血脂等代谢紊乱,增加静脉导管相关感染的概率。故近年来,重症急性胰腺炎的营养支持治疗的观念转变为强调早期肠内营养的应用。

2.肠内营养

肠内营养,即经胃肠道用口服或管饲的方法,为机体提供代谢需要的营养基质及其他各种营养素。肠内营养的原则是:"只要肠道有功能,就应该使用它。部分肠道有功能,就应该使用这部分肠道。"

肠内营养的特点:①为机体提供各种营养物质。②增加胃肠道的血液供应。③刺激内脏神经对消化道的支配和消化道激素的分泌。④保护胃肠道的正常菌群和免疫系统。⑤维持肠黏膜屏障,维持胃肠道正常的结构和生理功能。⑥减少细菌和毒素移位。⑦符合消化生理,有利于内脏蛋白质合成和代谢调节,对循环干扰较少,预防肝内胆汁淤积,降低肝功能损害。⑧操作方便,临床管理方便,同时费用也较低。

肠内营养途径的选择原则:①当口服补充肠内营养的量超过600千卡/天时,建议管饲。②预计管饲时间在4周内时,建议使用鼻饲管。③如超过4周或患者不耐受,推荐选择经皮内镜下胃造瘘术。④有胃排空障碍、幽门或十二指肠狭窄、高位克罗恩病等误吸风险的患者,推荐采用鼻空肠管进行幽门后喂养。

肠内营养管饲途径分类为两种:①无创置管技术(鼻胃/肠管):是短期肠内营养的首选,包括鼻胃管(单腔、多腔),鼻十二指肠管(螺旋管、重力管),鼻空肠管(单腔、多腔)。②有创置管技术:包括微创(内镜下)消化道造口技术[如胃造瘘(含经胃造瘘空肠置管)、十二指肠造口、空肠造口]及手术造口技术(如胃造口、空肠造口、腹腔镜下空肠造口)。

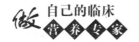

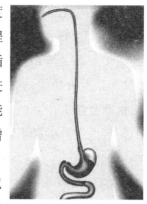

管饲喂养的原则:喂养从较低速度开始(25毫升/小时),并根据患者耐受程度在48~72小时逐渐增加至目标量(循序渐进)。建议采取持续泵注的方法进行管饲。与间断输注相比,持续泵注能够提高胃肠道的耐受性,改善吸收,增加注入量,减少并发症。

与全肠外营养相比,肠内营养可以减少重症急性胰腺炎的并发症,提高患者生存率,主要表现在能够改善禁食和全肠外营养时患者肠绒毛的长度和肠屏障的完整性,维护肠黏膜的正常屏障功能,增加肠道sIgA的生成,调节机体的免疫功能,减少肠道细菌和内毒素移位风险,抑制肠源性全身炎症反应综合征(systemic inflammatory response syndrome,SIRS)、多器官功能衰竭综合征的进展。

(四)营养治疗原则

个体化阶段性营养支持治疗原则如下。

(1)在肠道具有功能或部分功能的情况下,应优先考虑肠内营养途径。

(2)对于肠内营养起始阶段营养供给不足的部分,可通过肠外营养补充。

(3)在肠内营养不耐受的情况下,可选择肠外营养途径补足。

(五)阶段性营养治疗

第一阶段:急性期。

在重症急性胰腺炎急性期,治疗以抗休克、保护重要脏器功能和内环境稳定为主,此期为高分解代谢。因此,这阶段营养支持的原则是纠正代谢紊乱,尽可能将蛋白质的丢失减少到合理水平,既不要因营养物不足造成机体额外的分解,也不要因不合理的营养支持给呼吸循环系统和肝脏增加不适当的负荷。在胃肠功能尚未完全恢复前,营养途径以肠外营养为主,热量摄入在20千卡/(千克·天)左右,氮量0.20~0.24克/(千克·天)。

肠外营养支持注意事项:葡萄糖是最主要的碳水化合物来源,但血糖控制应尽可能接近正常。对于血脂正常且脂肪乳剂廓清良好的重症急性胰腺炎患者,由脂肪提供30%~50%的非蛋白热量是安全的。肠外营养可与糖混合供能,提供必需脂肪酸,并可降低碳水化合物的用量,产生较少的二氧化碳,减少通气需求量,减轻对呼吸系统的压力,尤其对于合并急性呼吸窘迫综合征(acute respiratory distress syndrome,ARDS)或高血糖的重症急性胰腺炎患者具有重要的意义。对于血脂轻度偏高的重症急性胰腺炎患者,要限制脂肪乳剂应用,可少量、间断地应用脂肪乳剂以补充必需脂肪酸。对于当血中甘油三酯浓度>4.4毫摩尔/升,脂肪输注后6小时还不能廓清者,禁止输入脂肪乳剂,同时加用谷氨酰胺(0.30克/千克)。

第二阶段:感染期。

对于重症急性胰腺炎患者,胃肠功能一旦有部分恢复,应

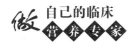

及时建立肠内营养通路,给予肠内营养。在灌注肠内营养液前,先灌注生理盐水,促进肠蠕动,然后通过肠内营养输注泵调节输注速度,并逐步提高到需要的水平。本阶段营养支持的重点是增加营养摄入,获得正氮平衡,总热量摄入应在25～30千卡/(千克·天)左右,氮量0.2～0.25克/(千克·天)。重症急性胰腺炎患者在病程的前2周,主要表现为胰周及腹膜后广泛的细菌或真菌感染,脓毒症及其介导的多器官功能衰竭综合征。患者在这阶段的营养支持首选肠内营养,经鼻胃管或鼻空肠管给予要素型营养支持,要素型对胰腺分泌的刺激要比整蛋白型肠内营养少。另外,可加用胃肠动力药,增加胃肠道对肠内营养的耐受。

肠内营养治疗的注意事项:持续输注优于间断输注或推注。当肠内营养不耐受,即在规范使用和适当处理后仍出现腹胀、胃潴留(＞200毫升)、腹泻(24小时拉3次以上大便)时,对肠内营养支持能量不足的部分给予肠外营养补足。实施肠内营养时可以使用鼻胃管,并非必须幽门下置管。随机对照研究表明,通过鼻胃管进行肠内营养与通过鼻空肠管进行肠内营养相比,两组患者在疼痛评分及镇痛药使用、急性生理与慢性健康评分(acute physiology and chronic health evaluation,APACHE)、C反应蛋白等方面均无明显差异,两组患者住院时间及病死率也无显著性差异,而且通过鼻胃管进行肠内营养更容易操作,费用也较低。

特殊营养物质的应用:谷氨酰胺(glutamine,Gln)是维持肠道黏膜代谢、结构及功能的必需营养成分。有研究表明,静脉内输注谷氨酰胺对重症急性胰腺炎患者的营养支持有着重要的作用,可以提高其血浆水平,使血浆内毒素水平明显下降,增加肠道分泌型IgA的分泌量和免疫细胞的生成,加强肠道和机体的免疫功能,并且可以减少重症急性胰腺炎时机体细胞因子和炎性介质的释放,减少重症急性胰腺炎的并发症,降低病死率。精氨酸(arginine, Arg)是半必需氨基酸,具多种生物学活性。研究发现,Arg强化营养可保持肠道完整性,刺激免疫系统,减少肠道细菌移位。ω-3多不饱和脂肪酸来源于海鱼油,是一种有效的抗炎症反应物质,通过调节前列腺素的生成对肠道微循环和屏障功能起调节作用。肠内营养中添加膳食纤维(尤其可溶性膳食纤维),可防止肠内营养导致的肠泻,维持及刺激残留肠道的细胞形态和功能,对肠黏膜屏障具有保护作用。

第三阶段:康复期。

此时通过肠内营养为患者提供足够的营养物质以促进机体恢复正氮平衡,促进伤口和窦道的愈合或支持手术的进行。热量提供可加至35千卡/(千克·天)左右,氮量0.25克/(千克·天)。营养配方由要素型营养逐渐过渡到整蛋白型营养,可加用胃肠动力药,同时给予胰酶制剂。当患者病情稳定,无肠梗阻、疼痛减轻、血清淀粉酶及脂肪酶降低时,可以由肠内营养过渡到经口饮食。

第四阶段:缓解期。

缓解期,首先进食不含脂肪的纯碳水化合物流食,如米汤、菜汁、果汁等糖类食物;适应后可改为低脂高糖流质饮食,如豆

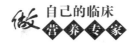

浆、面糊、藕粉、大米粥、小米粥、杏仁茶及蒸或煮的水果等。每日进餐5～6次,每次250～300毫升,以便逐步适应。此阶段一般过渡3～5天,千万不可操之过急,禁用肉汤、鸡汤、鱼汤、鲜牛奶及蛋黄等。因为这些食物含脂肪较多,不易消化,且促进胆汁分泌,而胆汁能激活胰液中的消化酶,使病情反复。

待症状进一步好转,病情稳定后可改为无脂肪(极低脂肪)的半流食。半流食内容除流食外还包括米粥、素面生、素挂面、素馄饨、面包、饼干(少油)及少量碎软菜、水果等。

进而可采用低脂半流食或软饭,如面条、薄面片、小馄饨、软米饭、馒头、糖包、面包、瘦肉、鱼虾、鸡蛋、豆制品以及新鲜蔬菜和水果。烹调方法以蒸、煮、烩、炖为主,少用或不用烹调油。忌用炒、炸、煎、爆等方法烹调,每日脂肪摄入量以30～40克为佳。每日进餐4～5次,每次吃七八分饱。在有利于患者恢复的前提下,鼓励患者多吃含无机盐丰富的蔬菜和水果。

禁止暴饮暴食,禁饮酒,忌辛辣食物(如芥末、胡椒、辣椒等)。即使在治愈后较长时间(至少6个月),也仍要限制脂肪的食用量,每日不超过50克(正常人每日约需60～70克),禁食含脂肪较多的食物(如肥肉、花生、核桃、芝麻、油酥点心及油炸食品等),预防再次发作。

二、炎症性肠病

(一)营养支持治疗的目的

对炎症性肠病(inflammatory bowel disease,IBD)患者行营

养支持不但能够改善患者营养状况,提高生活质量,减少手术并发症,同时也是IBD的一种重要治疗方法,能够诱导和维持克罗恩病缓解,促进黏膜愈合,改善自然病程。因此,将对炎症性肠病的营养支持称为营养支持治疗(nutrition support therapy)。

营养支持治疗的适应证有以下几个方面。

(1)营养不良或有营养风险的炎症性肠病患者。重度营养不良、中度营养不良、预计营养摄入不足大于5天的炎症性肠病患者;营养状况正常但有营养风险(NSR 2002评分≥3分)者。

(2)营养支持治疗用以诱导和维持克罗恩病的缓解。对药物治疗无效或禁忌的成人活动期克罗恩病患者,可考虑使用肠内营养作为诱导缓解的替代治疗。纠正营养不良或诱导克罗恩病缓解,达到目标后可逐渐停用;用于维持缓解时,可长期使用。

(二)对炎症性肠病患者如何进行营养支持治疗?

营养筛查是营养支持的第一步。营养风险是指现存或潜在的与营养因素相关的导致患者出现不利临床结局的风险。2013年,我国炎症性肠病营养支持治疗专家共识意见推荐使用NSR 2002,评分≥3分提示有营养风险,需要进行营养支持治疗。研究结果表明,随着疾病严重程度的加剧,具有营养风险的炎症性肠病患者比例显著增加。

对有营养风险者需进行营养状态评定,包括主观评定和客观评定两个部分。2013年,我国炎症性肠病营养支持治疗专家

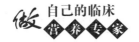

共识意见推荐以患者整体营养状况评估表(PG-SGA)作为主观评定工具,并建议在营养支持小组指导下实施。客观评定部分包括静态和动态两种测定方法。静态营养评定包括人体测量指标,如身高、体重、BMI、三头肌皮褶厚度、上臂围、上臂肌围、总蛋白、白蛋白及其他用于评估慢性营养不良的指标。动态评定指标包括氮平衡和半衰期较短的内脏蛋白,如前白蛋白等。

1.营养支持治疗的方法和途径

营养支持治疗的方法和途径包括:①要素饮食。②肠内营养,包括单一肠内营养和部分肠内营养。③肠外营养。

2.营养供给量的计算

推荐采用间接能量测定仪测定患者的静息能量消耗(resting energy expenditure,REE)。根据患者活动量,每日总能量消耗为REE的1.2～1.5倍。缓解期,成人炎症性肠病患者的每日总能量需求可按照25～30千卡/(千克·天)给予。活动期,炎症性肠病患者的能量需求增加,约高出缓解期8%～10%;体温每升高1℃,REE增加10%～15%;合并脓毒症时,REE约增加20%。炎症性肠病患者蛋白质供给量应达到1.0～1.5克/(千克·天)。

静息能量消耗(REE)测量方法:

女性REE(千卡/天)=655+9.6W+1.7H-4.7A;

男性REE(千卡/天)=66+13.7W+5.0H-6.8A。

其中,W表示体重(千克);H表示身高(厘米);A表示年龄(岁)。

三、其他疾病

胆囊炎是较常见的疾病之一,发病率较高。根据其临床表现和临床经过,又可分为急性和慢性胆囊炎,常见合并有胆石症。急性胆囊炎患者中,有胆石者约占90%以上;慢性胆囊炎患者中,有胆石者约占70%。近年来,由于现代化检测技术(如B超、CT等)临床应用越来越广泛,胆石症、胆囊炎的诊出率逐年增高。人类平均寿命延长了,老年人中胆石症、胆囊炎的发病也明显增多了。老年人胆石症、胆囊炎发病率的增加与生理变化有关。随着年龄增长,胆囊收缩功能减退,胆囊内出现胆汁淤滞,胆汁黏稠度亦增加,易产生胆石。急性胆囊炎、胆囊结石发作时,可出现发热、胆绞痛症状;缓解期症状常不典型,可有厌油腻饮食、腹胀、嗳气等消化道症状。那么,患胆石症、胆囊炎的老年人在疾病缓解期该如何进行饮食调理,以预防疾病的反复发作呢? 为了更好地理解,我们还是先来了解一下胆囊的结构功能、胆汁的产生及胆囊结石的成因。

(一)胆管系统的组成与功能

1.胆管系统

(1)胆囊呈梨形,借胆囊管连接于胆总管。

(2)胆汁由肝脏分泌,经左右肝管进入肝总管,肝总管与胆囊管汇合成胆总管。胆总管末端与胰管汇合并扩大成乏特壶腹,开口于十二指肠降部。肝细胞分泌的胆汁经肝总管流入胆囊内储存和浓缩;在进食时,胆囊收缩,促使胆汁经胆总管流入十二指肠。

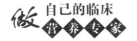
2.胆囊的生理功能

（1）浓缩胆汁：胆囊在储存胆汁的过程中，胆囊黏膜可吸收胆汁中的水、钠、氯，使胆汁浓缩5～10倍，胆囊胆汁中的胆盐、胆色素、胆固醇浓度高于肝胆汁5～10倍。

（2）排出胆汁：胆汁的分泌是持续性的，胆汁随进食而间断性排出，排出量与进食量和内容有关，一般可剩余15%。

（二）胆汁的成分与生理功能

1.胆汁的成分

成人每天由肝细胞、胆管分泌胆汁约800～1200毫升。胆汁中，97%为水分，其他成分有胆汁酸、胆盐、胆固醇、磷脂酰胆碱（卵磷脂）、胆色素、脂肪酸、氨基酸、酶类、无机盐、刺激因子等，胆汁呈中性或弱碱性。

2.胆汁的生理功能

（1）乳化脂肪，与食物中的脂肪结合使之形成能溶于水的脂肪微粒，促进肠道黏膜对脂肪、胆固醇、脂溶性维生素A、维生素D、维生素E及维生素K的吸收。

（2）胆盐有抑制肠内致病菌生长繁殖和内毒素形成的作用。

（3）刺激肠蠕动。

（4）中和胃酸。

（三）胆囊结石是什么原因引起的？

1.胆汁成分改变

胆汁中的胆盐、卵磷脂可以溶解胆固醇。正常情况下，胆汁中的胆盐、卵磷脂与胆固醇形成一定比例,胆固醇能保持溶液状态,不被沉淀析出。若胆盐及卵磷脂减少或胆固醇增加,则胆固醇被析出,聚合成胆结石。

2.核心作用

当胆囊或胆管内发生炎症等因素时,胆汁内混有脱落的上皮细胞、细菌、炎症渗出物及异物等可能作为胆固醇沉淀的核心形成结石。

3.胆汁停滞浓缩

胆囊因炎症或梗阻等原因造成胆囊收缩功能异常,而胆囊收缩功能减弱影响胆汁排空。胆汁停滞浓缩是胆结石形成的基本条件。

(四)老年胆石症胆囊炎患者缓解期的饮食调理及营养支持

胆石症胆囊炎的老年人在疾病缓解期该如何进行饮食调理和营养支持? 主要掌握以下12个原则。

1.早餐一定要吃好

长期不吃早餐是导致胆囊疾病的重要原因。夜间由于长时间不进食,胆汁排出减少,胆汁在胆囊内浓缩,黏滞度增加。如果坚持吃早餐,可促进胆汁流出,降低一夜所储存胆汁的黏滞度,降低患胆石症的危险性。而不吃早餐会导致空腹时间过长,而空腹时胆汁分泌减少,胆汁中胆酸的含量随之减少,胆汁中的胆固醇就会处于饱和状态,使胆固醇在胆囊中沉积,形成结晶,使胆固醇结石越结越大。因此,有规律地进食是预防结

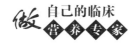

石的最好方法。

2.少吃多餐不过饱

胆囊炎、胆石症患者不宜饮食过饱,尤其不可暴饮暴食。因为饱餐和暴饮暴食会促使胆汁大量分泌,胆囊强烈收缩,可诱发炎症和绞痛。最好的办法是每2～3小时进食1次,量不宜多,宜七八分饱,关键是少量多次,可反复刺激胆囊收缩,促进胆汁排出,达到引流目的。

3.适度营养并适当限制饮食中脂肪和胆固醇的含量

宜进食低脂、低胆固醇饮食。大量摄入脂类食物会改变胆汁成分,使胆固醇与胆色素含量增加,脂肪代谢也易发生紊乱,胆汁浓缩,胆囊收缩功能降低,更容易形成结石。且高脂饮食会引起胆囊收缩,使胆囊结石更易嵌顿,从而诱发胆绞痛。每日脂肪摄入量应限制在45克以内,主要限制动物性脂肪,可补充适量植物油(具有利胆作用)。胆固醇应限制在每日300毫克以下。必须严格控制摄入动物脑、内脏、蛋黄、咸鸭蛋、松花蛋、鱿鱼、沙丁鱼、蟹黄等含胆固醇较高的食物,以及肥肉、猪油等高动物脂肪食物。含脂肪量高的坚果类食物也要少吃,如花生、瓜子、核桃、杏仁、开心果等。食物脂肪应该分在各餐之中,不要集中在一餐内。但碳水化合物每日应保证300～350克,以保证充足的能量供应。蛋白质应适量,过多可刺激胆汁分泌,过少则不利于组织修复。

4.没必要完全素食

尽管油腻食物需控制,但没必要完全素食。长期只吃素食容易造成胆囊内胆汁排泄减少,胆汁过分浓缩淤积,导致促进细菌的生长繁殖,破坏胆汁的稳定性,从而导致和加速胆石的形成。

5.爱吃甜食不过量

糖摄入过量,会增加胰岛素的分泌,加速胆固醇的积累,造成胆汁内胆固醇、胆汁酸、卵磷脂三者之间的比例失调。还有,糖过多会自行转化为脂肪,促进人体发胖,进而引起胆固醇分泌增加,促使胆结石的发生。吃甜食一定要注意不要过量。

6.大量饮水助排泄

每天应保证饮水量达到1500～2000毫升(约6～8杯),以稀释胆汁。饮水以白开水为好,还可适量吃一些米汤、稀粥、藕粉、豆浆等清淡的饮料和食品,以降低胆汁的黏滞度,促进胆汁分泌和顺利排泄。尤其要注意少喝浓咖啡、浓茶和含糖饮料。

7.辛辣食物有危害

刺激性食物、浓烈的调味品(如辣椒、胡椒、咖喱、芥末等)均可促进胆囊收缩,使胆管括约肌不能及时松弛,造成胆汁流出不畅,从而导致胆囊炎急性发作。平时要少食辛辣调味品。

8.过酸食物要少吃

胆囊炎、胆石症患者应少吃杨梅、葡萄、苹果、话梅、醋及其他过酸食物,因酸性食物可刺激十二指肠分泌胆囊收缩素,引起胆囊收缩而致胆绞痛发作。

9.烹饪菜肴有讲究

合理烹调,尽量少用油煎、熘、炸等烹制方法,因为高温油脂中含有丙烯醛等裂解产物,可引起反射性的胆管痉挛,引起

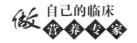

疼痛。宜采用煮、卤、蒸、烩、炖、焖、汆、微波炉烹调等方式,这些方式不但用油少,而且对食物营养成分的破坏也比较小。食物温度要适当,过冷过热食都不利于胆汁排出。

10.保"胆"食物可多吃

鱼类含有多不饱和脂肪酸,可以促进中性类固醇和胆汁酸的排出,膳食中应增加鱼类的摄入;豆腐及少油的豆制品中含有大豆磷脂,具有很好的消石作用;萝卜有利胆作用,并能帮助脂肪消化吸收;含膳食纤维多的食物,包括玉米、小米、甘薯、燕麦、荞麦等,都可以促进胆汁排泄;绿叶蔬菜可提供必要的维生素和适量纤维。此外,还应补充一些水果、果汁等,以弥补炎症造成的津液和维生素损失。

11.饮食清洁要做到

很多胆结石是以蛔虫卵和蛔虫残体为核心的,导致这类结石的主要原因是饮食不洁。预防寄生虫感染,饭前、便前、便后应洗手,不吃生冷和不干净的食物,这一点也很重要。

12.烟酒嗜好要戒掉

吸烟、酗酒都可引发胆囊强烈收缩而致胆绞痛,因此胆囊炎、胆石症患者最好戒烟酒。

第三节　　心血管疾病

一、心力衰竭

心力衰竭是由于任何心脏结构或功能异常导致心室充盈

或射血能力受损的一组复杂临床综合征。其主要临床表现为呼吸困难和乏力(活动耐量受限),以及液体潴留(肺瘀血和外周水肿)。老年人由于其代谢特点,心力衰竭的典型症状不明显(如呼吸困难),心力衰竭症状的不典型性还表现在逐渐增多的精神障碍症状。总体来说,乏力、肺部湿性啰音及咳嗽、咳痰症状比较常见,心率增快、失眠、消化道等症状也有所增加。心力衰竭为各种心脏疾病的严重阶段和终末阶段,发病率高,是当今最重要的心血管病之一。

据WHO估计,在欧洲人群中,心力衰竭的患病率为1.5%～5.6%。随着年龄的增长,心力衰竭的患病率快速上升,65岁以上者和80岁以上者患病率分别高达7.4%和10.0%。已有报道显示,随着年龄增加,心血管系统退行性改变逐渐加重,老年心力衰竭患者常常预后不良,尤其是高龄老年心力衰竭患者(＞80岁)往往起病急、病情重,临床症状极不典型,易在短期内发生重要器官严重并发症,预后恶劣。由此可见,随着全球人口老龄化的进展,老年心力衰竭的治疗和预防已经成为一个非常突出的医疗和社会问题。

心力衰竭的主要发病机制之一为心肌病理性重构。其导致心力衰竭进展的两个关键过程:一是心肌死亡(坏死、凋亡、自噬等)的发生,如急性心肌梗死(acute myocardial infarction, AMI)、重症心肌炎等;二是神经内分泌系统过度激活所致的系统反应,其中肾素-血管紧张素-醛固酮系统(renin-angiotensin-aldosterone system, RAAS)和交感神经系统过度兴奋起着主要

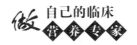
作用。切断这两个关键过程是有效预防和治疗心力衰竭的基础。心力衰竭的治疗目标不仅是改善症状、提高生活质量，更重要的是针对心肌重构的机制，防止和延缓心肌重构的发展，从而降低心力衰竭的病死率和住院率。

(一)疾病及其营养代谢的特点

（1）热量消耗增加。这可能与交感神经系统的代偿性兴奋或呼吸困难有关。

（2）热量摄入不足、厌食是慢性充血性心力衰竭患者营养不良的主要原因。这与肠壁水肿致胃肠运动减弱、恶心、低钠饮食有关。

（3）热量储备减少，肠壁水肿致肠道营养吸收不良。

（4）充血性心力衰竭患者的体力活动较少，致瘦肉体减少。

（5）缺氧致血管舒缩功能长期失调，组织氧供不足，水钠潴留，致全身组织水肿，使内脏蛋白合成降低。

(二)营养支持原则

营养治疗与药物治疗是彼此联系而又相辅相成的。营养治疗的原理在于控制体内水钠潴留，减轻心脏负荷，促使患者早日康复。初期，每天能量以500～800千卡为宜。随着病情好转，可渐改为半流质膳食，但应注意少食多餐，以减轻心脏负担。过冷、过热食品均应避免，浓茶、咖啡也不适宜。膳食中，钠和钾摄入量应予以注意。应限制钠，对合并有原发性高血压或心力衰竭的患者尤应注意；但对应用利尿剂有电解质从尿中丢失的患者,则钠不宜限制过严。

制订营养治疗方案前,应了解患者用药情况(包括利尿药、降压药),了解患者血钠、血钾水平、肾功能、补液量及电解质种类、数量,了解患者膳食史、膳食习惯及患者可接受的价格等。食品制作方法要合理、适宜,对修改的营养治疗方案要随访,征求主管医生和患者意见,根据病情和患者接受情况进行。

(1)限制总能量,减轻心脏负荷:包括减少体力活动,控制总能量,使体重稍低于理想体重。已知肥胖不论对循环还是呼吸都是不利的,特别是当发生心力衰竭时,它可引起膈的抬高、肺容积的减少及心脏位置的改变。此外,肥胖还将加重心脏本身的负担。因此,宜采用低能量膳食,以使患者的净体重维持在正常或略低于正常的水平,而且低能量膳食将降低身体的氧消耗,从而减轻心脏的工作负荷。发病2～3天时,膳食以流质为主,每天总能量为500～800千卡,液体量约为1000毫升。可食用藕粉、米汤、菜水、去油过筛肉汤、淡茶水、红枣泥汤等食品。应少量多餐,避免一次进食量过多,以预防心律失常。凡能致肠胀气和刺激性的流质不宜吃,如豆浆、牛奶、浓茶、咖啡等食品,应结合血电解质及病情变化,调整膳食钾、钠供给量。

(2)控制液体量:控制液体摄入,减轻心脏负担。严重低钠血症(血钠<130毫摩尔/升)患者液体摄入量应<2升/天。对于严重心力衰竭患者,将液量限制在1.5～2.0升/天有助于减轻心力衰竭症状和心肌充血。对于轻中度症状患者常规限制液体并无益处,其可进食浓米汤、厚藕粉、枣泥汤、薄面糊等食物。

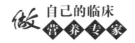

(3)限制钠、钾摄入,注意电解质平衡:应根据病情选用低盐、无盐、低钠膳食以预防和减轻水肿。低盐,即烹调时,食盐2克/天;一天副食含钠量应小于1500毫克。无盐,即烹调时不添加食盐及酱油(食盐含钠391毫克/克,或相当于酱油10毫升);全天主副食中含钠量小于700毫克。低钠,即除烹调时不添加食盐及酱油外,应用含钠在100毫克以下的食物,全天主副食含钠量小于500毫克。对于心力衰竭急性发作伴有容量负荷过重的患者,要限制钠的摄入。一般不主张严格限制钠的摄入和将限钠扩大到轻度或稳定期心力衰竭患者。因为限钠对肾功能和神经体液机制具有不利作用,并可能与慢性代偿性心力衰竭患者预后较差有关。大量利尿时,应适当增加食盐的量以预防低钠综合征。

(4)清淡膳食,少量多餐:选择容易消化吸收的食品;病情好转后改为半流食,总能量达1000千卡/天左右。可食用的食物有鱼类、鸡蛋清、瘦肉末、嫩碎蔬菜及水果。主食用面条、面片、馄饨、面包、米粉及粥等。饮食不宜过热、过冷,保持大便通畅,排便时不可用力过猛。少食多餐,减少胃胀满感,以防止引起心律失常。

(5)限制脂类:按低脂肪、低胆固醇、高多不饱和脂肪酸膳食原则;病情稳定后,患者逐渐恢复活动,可逐渐增加膳食或进软食。将脂肪限制在40克/天以内,胆固醇应小于300毫克/天,伴有肥胖者应控制能量和糖类,以维持理想体重为好。

(6)蛋白质:一般来说,对蛋白质的摄入量不必限制过严,但高蛋白膳食则似乎不相宜,因蛋白质的特殊动力学作用可能增加心脏额外的能量要求,故主张初期蛋白质一天摄入量为25～30克;病情稳定后,每日摄入量为0.8克/千克(体重)。

(7)食品注意事项:瘦肉、鱼类、家禽、蔬菜、水果及少量饮茶或咖啡均不必禁忌。食品仍应避免过冷、过热。

(三)营养支持推荐意见

1.心力衰竭患者营养素摄取不足和营养素消化吸收不完全,很容易出现营养不良并进一步发展为心源性恶病质。心力衰竭患者的营养不良与心力衰竭本身可形成恶性循环,并由此导致并发症的发生率与病死率升高。因此,应常规进行营养风险筛查。(A级)

2.对于有营养风险的患者,应进一步进行营养评定,并制订营养支持计划。(B级)

3.对需要营养支持的患者,若肠道有功能,则优先使用肠内营养。(D级)

4.不常规推荐使用肠外营养。(D级)

(四)营养支持的实施要点

1.营养支持方式

若患者的肠道能被利用,则应尽量首选肠内营养。当肠道功能未恢复或不能耐受肠内营养时,可选择部分或全部使用肠外营养。

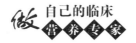

2.营养支持的配方

（1）肠外营养支持:给予非蛋白质热量20～30千卡/(千克·天)，糖脂比为6:4,热氮比为(100～150)(千卡):1(克)。据患者应激程度可适当调低非蛋白热量的摄入量;可选择含谷氨酰胺的肠外营养配方,配方中可选用高浓度的葡萄糖、脂肪乳剂及氨基酸,以减少输入的液体总量。

（2）肠内营养支持:可采用高热量密度(1.5千卡/毫升)的肠内营养配方,也可适当添加谷氨酰胺、ω-3脂肪酸、维生素C、维生素E等抗氧化剂和免疫调节剂。高热量密度配方能减少输入的液体总量,有利于减轻心脏的负荷。

3.营养支持的途径及输注方法

（1）因肠外营养配方为高浓度,故以经中心静脉导管注入为宜,在24小时内均匀输入。

（2）肠内营养可经鼻肠管、PEG管或空肠造口管喂养,并应在24小时内均匀输入。

肠外营养、肠内营养的均匀输入能减轻心脏负荷。实施营养支持时,应特别注意减慢输注速度,从小剂量开始,适应后再逐步增加。

4.特殊并发症及其监测

（1）慢性充血性心力衰竭患者的营养支持治疗应兼顾心脏负荷能力及营养状态的维持。虽然此时水钠摄入的限制常常是必要的,但也要预防严重低钠血症的发生,特别是对高龄患者实施严格限钠时需格外注意。另外,采取利尿措施的患者易出现低镁、低钾血症,也应有所警惕。

(2)血流动力学尚未稳定而实施肠内营养可能发生致命但很罕见的并发症——肠坏死,这可能与肠系膜血流减少有关。

(3)在营养支持前后应严密监测与心功能相关的指标,尤其是血脂、中心静脉压、肺毛细血管楔压、水电解质和酸碱平衡、尿量、24小时出入水量等。肠内营养时,必须密切观察腹部情况,及时调整配方和评估营养支持的效果。

二、心源性恶病质

(一)概述

心源性恶病质综合征是指继发于慢性心力衰竭基础之上,表现为显著的营养不良、消瘦、低体重、低蛋白血症、低血红蛋白、外周水肿等的一组临床综合征。因器官功能和免疫功能的减退,心源性恶病质综合征患者的生存率下降。其发病机制有以下几个方面。

1. 缺　氧

慢性心力衰竭患者血管内高浓度的血管活性物质使血管舒缩功能长期失调,组织供氧不足,水钠潴留,全身浮肿,内脏瘀血、缺氧。

2. 热能摄入不足

厌食是营养不良的主要原因。因为内脏缺血、缺氧,消化道组织水肿,胃肠功能低下,肝大、腹水压迫可加重胃肠道症状;同时由于长期低钠饮食、脱水利尿,电解质和微量元素失

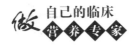

衡,这都会严重影响患者的食欲。长期食欲减退必然导致营养素摄入不足,机体自身组织分解增强,患者日趋消瘦。

3.热能合成或储备减少

患者抗心肌收缩蛋白的自抗体滴度较高,通过封闭ATP载体的ADP/ATP结合位点抑制腺苷酸的线粒体跨膜交换;胞质能耗反应中的磷酸化过程发生障碍,使蛋白质合成减慢,从而影响心肌能量代谢。这种分子免疫机制同时影响心脏和其他脏器,使其长期的消耗大于合成。心力衰竭日趋加重,进而发生退行性的全身衰竭。

4. 热能消耗增加

热能消耗增加可能与交感神经系统的代偿性兴奋或呼吸困难有关。

5.体内营养素失衡

心肌梗死早期,血锌下降程度与心肌缺血的严重程度相关。缺锌、铁,以及铜锌比值的改变均可影响心肌细胞能量代谢和心功能恢复。

6.其他因素

慢性心力衰竭治疗过程中,强心利尿、发热出汗、胃肠引流、抽胸腹水等可造成营养素丢失、电解质紊乱;强心苷能抑制小肠中糖和氨基酸的转运;洋地黄中毒影响消化功能,对蛋白质和糖代谢产生副作用;抗心律失常药可能加重或诱发新的心律失常,并损害肝功能。

(二)营养支持原则

心脏病恶病质患者或体外循环后有并发症的患者均有发生营养不良的风险,应予以正规的营养监测评估和营养支持治疗。对于有术后并发症而不能利用肠道的患者,可选择肠外营养。对心脏手术患者的术后肠内营养支持应在血流动力学稳定后实施。

(三)营养支持的实施要点

1.营养支持方式

若患者的肠道能被利用,则应尽量首选肠内营养,当肠道功能未恢复或不能耐受肠内营养时可选择部分或全部使用肠外营养。

2.营养支持的配方

(1)肠外营养支持:给予非蛋白质热量20～30千卡/(千克·天),糖脂比为6:4,热氮比(100～150)(千卡):1(克)。据患者应激程度可适当调低非蛋白质热量的摄入量,可选用含谷氨酰胺的肠外营养配方。配方中可选用高浓度的葡萄糖、脂肪乳剂及氨基酸,以减少输入的液体总量。

(2)肠内营养支持:可采用高热量密度(1.5千卡/毫升)的肠内营养配方,也可适当添加谷氨酰胺、ω-3脂肪酸、维生素C、维生素E等抗氧化剂和免疫调节剂。

(3)若血流动力学尚未稳定而实施肠内营养,可能会发生致命但很罕见的并发症——肠坏死,这可能与肠系膜血流减少

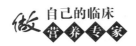

有关。

（4）心脏手术术后接受肠外营养的患者易出现容量过多、代谢性碱中毒和氮质血症。

（5）营养支持前后应严密监测与心功能相关的指标，尤其是血脂、中心静脉压、肺毛细血管楔压、水电解质和酸碱平衡、尿量、24小时出入水量等。肠内营养时，必须密切观察腹部情况，及时调整配方和评估营养支持的效果。

第四节　　神经系统疾病

一、脑卒中的营养治疗

脑卒中是中老年常见疾病，常见症状为意识障碍和急性假延髓麻痹，可导致吞咽困难和进食障碍，引起机体脱水、电解质紊乱、缺氧及维生素和矿物质缺乏，长时间会造成蛋白质能量代谢障碍、营养不良，并出现骨骼肌分解、体重下降、免疫力下降和多重感染，从而显著升高脑卒中患者的病死率，严重影响脑卒中患者生活质量，并延长住院时间，增加治疗费用。

营养不良在脑卒中住院患者中很常见，尤其年老和长期住院患者更易发生。由于评价手段和评估时机各异，故脑卒中后营养不良发生率为6.1%～62.0%。脑卒中患者入院时，约5%的患者存在营养不良，14%的患者存在营养不良风险。营养不良者的并发症发生率（肺炎及肺部感染、褥疮、胃肠道出血、深静脉血栓及其他并发症）显著高于营养正常者。脑卒中后伴发的营养不良可以增加患者各种感染的发生率、脑卒中复发率和病死率,是导致脑卒中后不良结局的重要原因。研究表明,营养状态与脑卒中患者的长期临床结局相关。但是,目前临床上老年脑卒中患者的营养支持存在很多不合理性。2008年,我国一项涉及15098例住院患者营养状况的调查显示,神经科具有营养风险的住院患者比例高达36.6%,但接受营养支持的患者仅有9.2%,其中接受肠内营养的有2.8%,接受肠外营养的有6.4%,而肠外营养不规范的非混合输注达到69.1%。因此,规范化的临床营养治疗成为亟须解决的问题。

(一)脑卒中患者的营养筛查及评定

急性脑卒中患者常伴随吞咽障碍,尽管部分患者的吞咽困难可在脑卒中后1个月内恢复,但是脑卒中早期的吞咽障碍将明显增加患者误吸及肺炎的风险,而减少经口进食的量,则导致脱水、电解质紊乱及营养不良,增加脑卒中患者的死亡率和不良预后。对神经系统疾病患者,特别对伴吞咽障碍和危重神经疾病住院患者应尽早予以营养筛查。目前,尚没有专门针对脑卒中患者的营养筛查工具。2006年,中华医学会肠外肠内营养学分会推荐住院患者营养风险筛查使用NRS 2002,同时推荐65岁以上的老年人可使用微型营养评定法(mini nutritional assessment,MNA)。

目前,尚未有国际公认的诊断脑卒中后营养不良的金标准,也没有特异性地应用于脑卒中患者的营养状态评价工具。有多

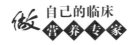

项针对脑卒中人群的营养不良与预后及并发症相关关系的研究，使用人体测量学及生化学指标来综合评定营养状态。人体测量学指标包括体重指数（BMI）、三头肌皮褶厚度（TSF）和上臂肌围（AMC）。对于卧床的脑卒中患者来说，测定BMI则比较困难，可通过TSF和AMC的测定推算机体脂肪及肌肉总量。AMC可用于评价肌蛋白储存和消耗状况。生化的实验室指标可以包括血清白蛋白、前白蛋白、转铁蛋白和淋巴细胞计数等。如果这些指标低于参考人群的正常参考范围，通常被认为存在营养不良。

(二)脑卒中后营养支持的能量计算

1.热　量

有研究报道，在高代谢状态下，患者静息能量消耗增高约10%～15%，因此一般增加20%～25%的能量即可，并且增加的能量随年龄的增大而酌减，以避免给予过多能量而加重代谢紊乱和器官功能损害。目前认为，对轻症非卧床患者，能量供给25～35千卡/（千克·天）；对重症患者，每天应给予20～25千卡/（千克·天）热量，以葡萄糖和脂肪乳剂为主。

2.氮　量

重症患者由于存在高分解代谢，体内蛋白质大量分解丢失，尿素氮排泄增加。在无营养支持时，通常每天丢失15～20克氮。而在应激状态下，氮的丢失是持续的，可导致体内蛋白质严重丢失。对于无并发症的患者，蛋白质摄入至少1克/（千克·天）；在分解代谢叠加的情况下，应将蛋白摄入量增至 1.2～1.5 克/(千克·天)。

3.脂　肪

一般不超过 35% 的总能量摄入,且饱和脂肪酸<10%,多不饱和脂肪酸为 6%～11%,膳食纤维摄入应尽可能接近 25～30 克/天。

4.其　他

应适当补充电解质、维生素和微量元素。

《神经系统疾病肠内营养支持操作规范共识 2011 版》推荐意见:应用经验公式法计算能量需求(B 级推荐)。

轻症(GCS>12 分或 APACHE=16 分)非卧床患者:热量 25～35 千卡/(千克·天),糖脂比=7:3～6:4,热氮比=(100～150):1。

轻症卧床患者:热量 20～25 千卡/(千克·天),糖脂比=7:3～6:4,热氮比=(100～150):1。

重症急性应激期患者:热量 20～25 千卡/(千克·天),糖脂比=5:5,热氮比=100:1(D 级推荐)。

(三)营养支持的时机

背景和证据:2005 年,FOOD 试验比较了早期管饲营养(1 周内)与非管饲(至少 1 周内不接受任何管饲措施)对脑卒中结局的影响。试验将来自 15 个国家、83 家医院的 859 例入院 1 周内伴吞咽障碍的患者随机分为管饲组(429 例,进行早期管饲)和非管饲组(430 例,至少 1 周内不接受任何管饲措施)。6 个月后结果显示,

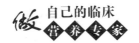

早期管饲(1周内)使死亡风险绝对降低5.8%(95%可信区间：-0.8~12.5,$P=0.09$)。一项近期的系统综述显示,对急性或亚急性脑卒中患者早期(7天内)及晚期(7天以上)给予肠内营养、液体补充及营养补充,则其在临床结局(如死亡及致残联合指标)上无差异,但营养补充者的能量及蛋白质摄入量增加,褥疮发生率降低。

目前,尚无足够证据来确定脑卒中后营养支持的适宜时机。营养支持是为了维持细胞代谢与器官功能,防止进一步营养耗损。因此,当患者的循环量和水、电解质与酸碱失衡得到初步纠正后,即应开始营养支持治疗,一般在治疗开始后24~48小时进行。对重症患者实施早期营养支持(48小时内),可显著降低患者感染率、缩短住院时间及提高存活率。ESPEN指南推荐：在血流动力学稳定后,对胃肠功能存在的患者应尽早(24小时内)给予肠内营养。ASPEN指南推荐：应在入院24~48小时开始肠内营养。补充热量应循序渐进,由于在发病早期,患者常常存在"脑-胃肠应激反应",在早期能给予足量的营养素有一定难度,可采用逐量添加的方法。对昏迷患者来说,在1周之内达到基本所需热量是适当的。

(四)营养支持的途径

1.肠内营养和肠外营养

对于因昏迷、认知功能障碍或吞咽障碍不能经口摄食的患者,应予以管饲喂养。对可以经口摄食,但每日能量摄入不足目标量的60%的患者,亦应给予管饲。对吞咽障碍的患者来说,如果患者采取食物性状改进和代偿性方法,能够减少误吸并保证足够量的营养摄入,则可以经口进食,否则就需要管饲喂养。

FOOD试验认为,急性脑卒中发生后2～3周内营养支持者中,鼻胃管组比PEG组转归更好。一个前瞻性队列研究显示,在管饲营养需要2周以上或者不能耐受鼻饲营养2次以上者可根据吞咽障碍的严重程度考虑给予PEG。有研究显示,脑卒中患者PEG肠内营养在减少肺部感染、反流性食管炎及消化道出血等并发症方面优于鼻胃管喂养。一项系统综述表明,对于脑卒中患者,PEG和鼻饲在病死率和致残联合指标上无差异,但前者治疗失败率、胃肠道出血率较低,营养物质输送量大,白蛋白水平高。

2.口服营养补充

由于相当数量的脑卒中患者入院时即已存在营养不良,因此,对营养状况恶化但无吞咽障碍的脑卒中患者可从口服营养补充中获益。一项共纳入31个随机对照试验(2464例住院和社区的65岁以上老年患者)的系统评价显示,经口补充蛋白质能量可降低老年患者的病死率及缩短住院时间。但对于无营养不良的急性脑卒中患者给予常规口服营养补充剂是否可以改善预后,目前尚无肯定结论。

《神经系统疾病肠内营养支持操作规范共识2011版》推荐意见:短期(＜4周)肠内营养患者首选鼻胃管喂养(A级推荐),不耐受鼻胃管喂养或有反流和误吸高风险患者可选择鼻肠管喂养(A级推荐)。长期(＞4周)肠内营养患者在有条件的情况下,选择PEG喂养(A级推荐)。

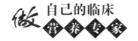

(五)脑卒中患者肠内营养制剂的选择

地中海饮食(Mediterranean diet)是泛指希腊、西班牙、法国和意大利南部等处于地中海沿岸的南欧各国以蔬菜水果、鱼类、杂粮、豆类和橄榄油为主的饮食风格,其饮食结构中富含高单不饱和脂肪酸、膳食纤维和抗氧化营养素,能显著降低有心脑血管疾病风险患者的脑卒中发生率和致死性事件的发生。推荐肠内营养配方可具备地中海饮食特征,如高单不饱和脂肪酸、低饱和脂肪酸,并富含多种膳食纤维等。理想的配方应根据疾病的具体情况和并发症,给予患者个体化的治疗方案。例如对于糖尿病患者,有条件时可选用糖尿病适用型肠内营养制剂;对于需要限制液体入量的患者,推荐使用高能量密度配方。

(六)脑卒中患者吞咽障碍和营养管理的中国专家共识(2013版)

共识1:吞咽困难及营养不良是脑卒中患者常见的并发症(1b级证据),显著增加脑卒中患者不良预后风险(A类推荐,1a级证据)。

共识2:脑卒中患者在进食或饮水前应常规进行吞咽障碍筛查(A类推荐,1a级证据)。筛查结果异常的患者,应由受过培训的专业人员进一步全面评估(B类推荐,2a级证据)。

共识3:对于经全面评估确认存在吞咽障碍的患者,应给予促进吞咽功能恢复的治疗(A类推荐,1b级证据)。针灸、吞咽康复、饮食改进、姿势改变等可改善吞咽功能(A类推荐,1b级证据)。

共识4:脑卒中患者在入院后可利用营养筛查工具进行营养筛查,必要时每周进行重复筛查,监测是否具有营养风险(B

类推荐,2b级证据)。

共识5:对营养筛查结果提示存在营养风险的患者,应进一步请营养师给予全面营养评估,以便提出营养干预措施。营养评定的方法可参考饮食病史、人体测量学及生化指标等(B类推荐,2b级证据)。

共识6:不推荐对吞咽障碍的脑卒中患者早期应用PEG(A类推荐,1a级证据);如果需要长期(>4周)肠内营养,则可酌情考虑PEG喂养(A类推荐,1b级证据)。

共识7:对营养状况良好的无吞咽障碍的脑卒中患者,不需要给予口服营养补充(A类推荐,1b级证据)。对存在营养不良且无吞咽困难者,口服营养补充可能会改善预后(B类推荐,2b级证据)。

共识8:目前尚无足够高级别证据证明脑卒中后7天内开始肠内营养较7天后开始肠内营养能改善临床结局(A类推荐,1a级证据),但仍推荐包括重症患者在内的脑卒中患者应在入院24~48小时开始肠内营养(B类推荐,2b级证据)。

共识9:地中海饮食可预防脑卒中的发生(B类推荐,2a级证据)。应根据患者的具体临床情况,个体化地给予适宜的能量和营养配方。推荐选用富含单不饱和脂肪酸和膳食纤维的配方(D类推荐,5级证据)。

共识10:尽管缺乏高质量的研究证据,但长期实践经验提示,规范的肠内营养操作可以减少并发症的发生(D类推荐,5级证据)。

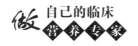

二、脑损伤的营养治疗

颅脑外伤发生营养代谢障碍最常见于脑挫裂伤、脑干损伤和下丘脑损伤等。因脑损伤后代谢变化而使营养支持更加复杂。

重型颅脑损伤患者机体代谢有相应的变化,如氧耗和能耗增加,蛋白质分解代谢增加,表现为高能量代谢、高分解代谢、高血糖等应激反应。此时,过高的能量与不适当地增加氮的供给不但不能达到改善机体代谢的目的,反而增加创伤患者的感染性并发症及升高病死率。多项研究表明,早期通过肠外营养和肠内营养给予补充热量和蛋白质及减少负氮平衡,有助于改变代谢反应,改善预后和降低感染发生率,降低病死率和致残率,提高生活质量,促进患者康复。已有研究报道,相较于高热量肠外营养,低热量肠外营养能明显降低应激后患者的氧耗,减轻炎症反应,降低并发症的发生率。

国外学者等对1548例术后重症患者进行前瞻随机对照研究表明,血糖维持在4.4～6.1毫摩尔/升水平能降低重症患者的病死率,减少并发症,可见控制血糖水平也就可能减少感染。在创伤和手术的应激状态下,机体呈超高代谢状态,儿茶酚胺及糖皮质激素等分泌增加,机体出现高血糖症,并可使应激期内各种代谢相关激素对底物敏感性降低的时间延长,如胰岛素抵抗。我们认为,传统肠外营养的标准热氮的供给可使手术患者的高血糖水平维持时间延长,这可能是由于加重了应激期器官的代谢负担,胰岛素抵抗时间延长。而低氮低热量供给仅保证基本能量需求和营养底物,减轻了应激期各器官的代谢负担,因此使各器官的生理功能恢复加快,故应激期恢复也较快,从而降低对机体的打击,有利于患者的康复。故指南推荐重症急性应激期患者:热量20~25千卡/(千克·天),糖脂比=5:5,热氮比=100:1。

(一)营养支持原则

对中度和重度脑损伤患者,应尽早进行营养支持,一般可在48小时之后开始。早期实施营养支持能够减少住院天数,降低感染率和后遗症发病率,提高存活率。

肠内营养是脑损伤患者首选的营养支持方式,但胃排空障碍会影响肠内营养的实施,有时需10~14天方能达到满意的营养需要量。如果肠内营养不能达到患者的营养需求量,或因某些原因禁忌使用肠内营养,则应采用肠外营养进行补充或进行完全肠外营养支持。

将营养管放入小肠进行肠内营养支持能够迅速达到充足的营养需要量,并且患者耐受好,可使氮潴留升高、感染发生率降低、ICU住院时间缩短。

(二)营养支持的实施要点

1.在脑损伤早期,中枢神经系统受抑制,组织灌注不足,儿茶酚胺大量释放,血糖和游离脂肪酸增高。此时给予营养支持不能为患者所利用。这一阶段约持续1~2天。

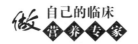
2.生命体征稳定后,患者进入高潮期,表现为高分解代谢,应尽早开始营养支持治疗。

3.如果患者能够耐受肠内营养,则应首选肠内营养。如果肠内营养的剂量不能满足患者总热量的需求,则应加用肠外营养补充。对胃肠道消化功能完整的患者,可给予整蛋白饮食;对咀嚼和吞咽功能完整的患者,可给予口服饮食。

4.脑损伤患者常合并胃排空障碍,容易导致误吸和吸入性肺炎。为避免上述并发症,可通过X线辅助或在内镜下将喂养管置至空肠。在胃减压的同时,经鼻肠管(或空肠造口)给予肠内营养并辅以胃肠动力药,能明显提高肠内营养的耐受性,减少误吸和吸入性肺炎的发生率。

5.如合并有吞咽困难、咀嚼无力及胃排空延迟等症状,对合并吞咽困难、有呼吸道疾患或需要较长时间营养支持的患者应行经皮内镜下胃造瘘术或空肠造口术,实施肠内营养支持。目前,国内已有成套系列产品。

6.液体过量可能引起脑水肿,应适当限制液体的摄入。使用肠内营养的患者可选用高能量密度的肠内营养制剂;使用肠外营养的患者可选用高浓度的脂肪乳剂。由于应激患者常合并有高血糖症,因此在配制肠外营养时应慎用高浓度葡萄糖。研究已证明在选用肠内营养时,使用含缓释淀粉的肠内营养制剂可减轻高血糖症的发生。

7.脱水和肠外营养同时使用可能扩大脑损伤区周围的水肿带,使脑组织损害加重。因此,对颅内压升高未得到控制的患者,应慎用肠外营养。

8.皮质类固醇激素有减轻脑水肿的作用,但能增加分解代谢率和感染率,使营养状况恶化,诱发消化道出血,因此不宜长期使用。

9.在脑损伤过程中常有缺锌现象,低血锌以及尿锌丢失增加可能降低免疫功能,推迟脑损伤的康复,因此应注意补锌。

第五节　　内分泌疾病

一、糖尿病

(一)糖尿病患者营养治疗的目的与原则

1.营养治疗的目的

(1)获得和保持理想的代谢状况。针对糖尿病患者群,营养治疗在住院糖尿病患者的血糖调节中起着至关重要的作用。缺少营养治疗会导致血糖不稳以及无法开展适合的胰岛素治疗。营养治疗的目的是优化血糖水平,同时提供恰当的热量以满足机体代谢的需要,改善整体营养状况,维持人体所需要的各种营养素。

(2)防治慢性并发症。其包括将血糖水平控制在正常或接近正常的安全范围内,从而防止或减少并发症的风险;将血脂、脂蛋白及血压控制在理想水平,从而减少心血管事件的发生,避免水代谢紊乱、酮症或高渗性昏迷、感染等。

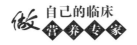

2.营养治疗的原则

糖尿病营养支持的原则是实行个体化营养治疗,同时考虑患者疾病代谢状况,预期治疗目标,避免热量给予过多或不足。在急性疾病时,糖尿病患者营养治疗的基本原则与非糖尿病患者一致,但应更加关注患者的血糖监测和治疗。在急性疾病时,非胰岛素依赖的2型糖尿病患者通常可能需要胰岛素治疗,而胰岛素依赖的1型糖尿病患者可能需要比平时更多的胰岛素。

(二)营养治疗的适应证及评估

糖尿病是导致患者发生营养不良及不良结局的风险因素,所以应对患者及早、常规进行营养指标检测和营养评估,以指导制订营养治疗计划。而对有营养不良相关高危因素的患者应进行全面营养评估,并依次制订营养干预计划。建议在入院时即对老年糖尿病患者进行必要的营养评估。在进行营养评估的过程中,需详细了解患者近期体重下降的百分比(最近3～6个月)、体重指数,无意识状态下的体重下降比值,了解是否同时存在手术、感染等应激状态,并计算其营养支持需要量。同时也需要考虑患者在未来可能发生哪类营养素的吸收或代谢障碍。对于老年患者,较为可靠的营养不良指标为体重的变化。一般来说,6个月以内患者体重无意识地增加或减轻大于4千克或有10%的体重变化,提示需要注意是否存在营养相关问题。对于老年糖尿病患者,尤其是长期住在医疗中心的人群来说,往往更多地存在低体重问题。而低体重往往伴随着更高风险的致残和生活质量的降低。

营养治疗适应证:无肝肾功能障碍的住院糖尿病患者肠内营养支持的适应证和营养需求的评估与非糖尿病患者基本相同,但对于肥胖患者应适当减少热量的供给。糖尿病患者肠外营养适应证与非糖尿病患者适应证相同。考虑到肠外营养尤其对于糖尿病患者可能导致的血栓及感染的高风险,不论何种情况,只要在可能的条件下须优先启用肠内营养。

(三)糖尿病患者营养支持中的能量需求及喂养要点

对患者进行营养治疗时需要常规估计总热量,避免过度喂养。对于卧床休息的糖尿病患者,若体重正常,则建议肠内营养能量摄入量为15~20千卡/(千克·天);若肥胖,则适当降低能量供给量,建议为15千卡/(千克·天)。而对于轻体力劳动的糖尿病患者,若体重正常,则能量供应为30千卡/(千克·天);若肥胖,则能量供应建议为20~25千卡/(千克·天)。老年糖尿病患者可视实际情况降低能量供给。对糖尿病患者的肠外营养支持中,摄入多少能量及营养素才是理想及合理的,目前尚存在争议。中国糖尿病医学营养治疗指南建议,对于接受肠外营养时合并糖尿病或应激性高血糖的危重症患者及外科大手术患者,可短期采用允许性低摄入策略,总能量将降低至20~25千卡/(千克·天)。

在喂养实施方面,对于老年糖尿病患者,肠内营养的摄取或输入的速度与血糖控制和并发症发生有密切关系,可根据不

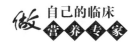

同患者和病情,选择可使血糖和血脂控制在较佳状态的营养方式、营养配方、输入方法和剂量,消除因高血糖症、脂肪、蛋白质代谢紊乱等引起的各种症状。在血糖监测和血糖控制稳定的情况下,整蛋白型肠内营养配方可用于糖尿病患者,但应缓慢持续地给予,最好选用肠内营养泵持续泵入;对有重度胃麻痹的患者则可经空肠造口或胃造口管实施。对于接受肠外营养的糖尿病患者,葡萄糖输注速率应控制在4毫克/(千克·分钟)以下,葡萄糖占供能比以50%~60%为宜,同时可适当提高多不饱和脂肪酸及单不饱和脂肪酸比例。

(四)糖尿病患者肠内营养制剂的选择

糖尿病适用型肠内营养制剂(以下简称DSEF)有助于接受管饲或口服营养支持的糖尿病患者的血糖控制,可能对临床结局有益。

1.使用DSEF的意义

有研究证明,不管是经口摄食还是管饲,使用含高脂肪、低碳水化合物的肠内营养制剂的患者均具有良好的耐受性且不会产生负面结局。而对于重症糖尿病患者,被证明使用DSEF可以减少胰岛素用量和平稳血糖浓度;但与其致残率等无直接相关性。建议可长期使用DSEF的人群包括长期住院糖尿病患者、糖尿病体虚伴感染的患者、伤口恢复缓慢或过去曾发生过摔倒且有骨折史的患者,以及在围手术期及术后经评估伴有营养不良状态的患者。同样,使用DSEF改善血糖水平对于重症患者(如ICU和脑卒中患者)同样重要。

2.DSEF对血糖的影响

DSEF(含高比例的单不饱和脂肪酸、果糖及膳食纤维)可改善血糖水平,尤其是降低肠内营养带来的餐后高血糖不良风险。鉴于餐后高血糖与心血管事件发生存在正相关性,通过改善血糖水平,长期使用DSEF可能降低糖尿病患者心血管并发症的发生率。近期有研究表明,以大豆蛋白为基础,含有高单不饱和脂肪酸、多重膳食纤维的DSEF可降低餐后血糖水平,从而进一步改善糖化血红蛋白水平及总体血糖水平。

3.DSEF对血脂的影响及对血脂异常患者的选择建议

2012 年,美国糖尿病学会(American Diabetes Association,ADA)糖尿病指南推荐:合并心血管疾病的糖尿病患者控制低密度脂蛋白浓度<1.8毫摩尔/升,或较基线状态降低30%～40%;没有心血管疾病的糖尿病患者低密度脂蛋白浓度<2.6毫摩尔/升。糖尿病患者脂质代谢异常发生率高,且伴随更高的高风险心血管事件发生率,而且患病率随年龄的增加而升高,需引起足够重视。

使用含高单不饱和脂肪酸、低碳水化合物的DSEF可改善总体血脂水平,降低甘油三酯和总胆固醇,同时有可能提高高密度脂蛋白水平。对于有血脂异常的糖尿病患者,接受肠内营养时可选用高缓释碳水化合物/低脂肪制剂。含缓释碳水化合物、高不饱和脂肪酸配方的肠内营养制剂是专为糖尿病患者设计的一种新型肠内营养制剂。缓释配方中的碳水化合物来源

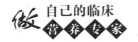

主要是果糖、抗性淀粉、膳食纤维等。缓释碳水化合物被证明可有效改善患者对碳水化合物的耐受程度。而对危重糖尿病患者使用含缓释淀粉的肠内营养制剂,虽然在血糖绝对值方面与普通营养制剂无差别,但可以有效地降低血糖波动的幅度,从而改善预后。

二、骨质疏松

(一)骨质疏松的诊断

1.病史与临床特点

对女性患者,应注意询问妊娠哺乳及月经情况。病因不同可有其相应的症状及体征。但其共同点为周身骨痛,骨痛以脊椎、骨盆区及骨折处为主,呈持续性痛且与骨质疏松程度相平行,登楼或体位改变时尤甚。患者久病后,由于活动减少,下肢肌肉萎缩;骨质疏松导致脊椎压缩性骨折,致身长缩短;胸廓畸形,肺活量减少,从而影响心肺功能。

2.实验室检查

实验室检查,血钙、血磷、血碱性磷酸酶(alkaline phosphatase, AKP)及尿磷皆正常,血浆骨钙素升高,尿钙可偏高,尿羟脯氨酸可能升高。如伴有软骨病时,血、尿生化指标可能有相应改变。

3.X线检查

当X线检查呈现骨质疏松时,骨矿物质的减少已在30%以上。主要改变为皮质菲薄,骨小梁减少变细或稀疏萎缩,类骨质层不厚,以脊椎和骨盆较为明显,胸、腰椎负重阶段尤为严重。早期表现为骨密度减低、透明度加大,水平方向的骨小梁呈垂直的栅状排列。后期纵行骨小梁也被吸收,抗压能力减退,胸椎呈楔状畸形。由于海绵疏松骨较致密骨更易脱钙,故椎体受椎间盘压迫而形成双面凹陷,也可见脊椎压缩性骨折或其他部位的病理骨折。X线上有时不易与软骨病相区别或两者并存。近年来,多种新技术已应用于骨质疏松的检测,如用中子激活分析法测定全身体钙,用单光束骨密度仪测定前臂骨密度,用双能X线骨密度仪测定脊柱骨密度,用CT以及放射光密度计量法检查椎体等。必要时施行骨活检,这对于骨质疏松的早期诊断和随访具有重要的意义。

(二)骨质疏松的治疗

1.急性期治疗

椎体一旦发生骨折即需卧硬板床休息,膝下垫一枕头以减轻下腰部的应力;注意褥疮护理;可以用些止痛药。患者疼痛消失后即应开始锻炼,并逐日增加活动量;疼痛剧烈者可佩戴支架。

2.增加骨组织的方法

(1)口服钙剂:碳酸钙、磷酸钙、乳酸钙、葡萄糖酸钙都可应用,口服钙剂后应鼓励多饮水以防止尿路结石。

(2)补充维生素D:必须注意的是,大剂量补充维生素D会引起高钙血症,绝经期前后的妇女每天的剂量为400单位。

(3)补充雌激素:适用于绝经期前后的妇女,剂量为每天0.6毫克。雌激素长期使用有致癌可能,不宜作为常规治疗方法。

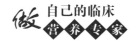

（4）运动：每天至少需运动30分钟，既可负重下锻炼又可吸收光照。

（5）其他药物：有双磷酸盐降钙素与促进合成代谢的皮质醇。

（6）钙之缘片：内含碳酸钙及维生素D，更有利于人体对钙质的吸收。

第六节　　肾脏疾病

一、肾衰竭患者的营养治疗原则

（一）急性肾衰竭患者营养治疗原则

1.营养治疗的目的是防止或减少患者营养不良的发生，并有助于患者肾损伤的修复。

2.应注意患者水、电解质平衡，避免水分过多或电解质紊乱。

3.严格控制钠、钾、磷、镁、钙及微量元素的补充。

4.胰岛素样生长因子和基因重组人生长激素可改善患者的氮平衡，但不能改善患者的临床过程。

（二）慢性肾衰竭患者营养治疗原则

1.慢性肾衰竭（chronic renal failure，CRF）时可发生营养和代谢的改变。在纠正营养不良的同时，饮食还可延缓肾衰竭的进展。

2.维持患者良好的营养状况。

3.阻止或延缓肾功能恶化。

4.防止或减轻尿毒症和慢性肾衰竭的代谢异常。

二、肾衰竭患者营养治疗实施要点及指南解读

(一)肾衰竭患者的营养筛查的必要性

对肾功能不全患者,应当进行常规的营养筛查。对老年肾病患者的营养筛查方法可与非肾病患者相同,除常规筛查外,应特别注意包括炎症、感染情况的评估,从而制订一个全面的营养治疗计划。研究证明,处于急性肾功能不全及慢性肾功能不全期的患者通常伴有低蛋白血症,这也是其致残的一个高危因素。这种低蛋白血症与其疾病本身、炎症反应及饮食中蛋白质摄入过低均有关系。尤其急性期患者,体内细胞活素类物质水平较高,提示炎症反应是引起低蛋白血症的一个主要原因,建议予以关注。

(二)肠内营养与肠外营养的选择

急、慢性肾功能不全患者若膳食营养和口服营养补充不能满足要求,应考虑管饲。患者在肠道功能允许的情况下应优先选用肠内营养。但对肠道功能障碍者,则应通过肠外途径提供营养。肠外营养也可作为虽能口服进食或经肠道喂养但需补充其他营养物质的患者营养补充的另一条途径。通过静脉可输入全营养混合液,也可只输入氨基酸、脂肪乳剂及维生素类,其他物质如碳水化合物则可经肠道补充。目前研究证明,肠内

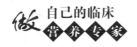

营养可以有效地用于大部分急性肾衰竭患者。而在大多数慢性肾衰竭患者的营养治疗研究中，没有查到直接显示有关临床结局方面的数据。肠内营养研究中，也有研究针对不同制剂进行比较。

（三）营养治疗过程中能量及三大营养素需求量推荐

对肾衰竭患者的热量需要量的测定，在可能的条件下建议采用间接热量测定法。如无法采用该法，则建议要对其制订一个个体化的热量摄取目标。早期有关间接热量测定法的研究证明，相对于普通肾功能不全的患者，处于急性肾衰竭和脓血症期患者的热量需求会增加30%。ESPEN指南建议，使用肠内营养的肾功能不全的患者，热量需求为20～30千卡/（千克·天），同时要考虑患者是否存在低体重或肥胖。对使用肠外营养治疗且处于慢性肾功能不全稳定期的患者，ESPEN建议推荐热量需要量为30～35千卡/（千克·天）。目前，仍需要更多有关急性和慢性肾功能不全的患者最佳能量摄取量评估不同喂养水平对其预后效果的研究。

1.急性肾衰竭能量及三大营养素需求量

急性肾衰竭患者需要透析治疗，由于他们固有的肾功能被严重地限制，且急性肾衰竭本身就具有高代谢率的特点，尤其是蛋白质分解代谢。为了保证其可维持正氮平衡，应该根据患者自身的代谢率、肾功能水平及透析期间丢失量来综合评估患者的蛋白质摄入量。正氮平衡对患者的预后有着重要意义。

有研究建议,采用持续肾脏替代治疗方案时,蛋白质摄入量应维持在1.8～2.5克/(千克·天)。而采用血液透析治疗的急性肾损伤(acute kindey injury,AKI)患者,1.5克/(千克·天)的蛋白质摄入量可维持其正氮平衡。若肾功能有严重损害尚不予透析者,可给予低蛋白饮食。当患者饮食摄入量难以保证时,可以在血液透析时从静脉中输入氨基酸、葡萄糖或脂质,此称为透析中的肠外营养。在实行肠外营养时,建议补充必需氨基酸和非必需氨基酸混合液0.55～0.60克/(千克·天)。过多的必需氨基酸的摄入对患者有害,因此主张必需氨基酸与非必需氨基酸输入的比例为1:1。热量供应为30～35千卡/(千克·天),其中葡萄糖与脂肪乳剂的供热比为2:1。输注脂肪乳剂时,应持续输注12～24小时,以减少对网状内皮细胞功能的影响。

2. 慢性肾衰竭患者能量及三大营养素需求量

非透析的慢性肾衰竭患者的蛋白质摄入量应为0.6克/(千克·天);维持性血液透析(maintenance hemodialysis,MHD)患者的蛋白质摄入量应为1.0～1.2克/(千克·天);持续性非卧床腹膜透析(continuous ambulatory peritoneal dialysis,CAPD)患者由于蛋白质和氨基酸的丢失量大,因此摄入的蛋白质量应为1.2～1.5克/(千克·天),其中至少50%的蛋白质应为高生物效价蛋白质。

非透析的慢性肾衰竭患者的热量摄入应为30千卡/(千克·天);维持性血液透析患者应为38千卡/(千克·天);持续性非卧床腹膜透析患者应为35千卡/(千克·天)。

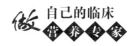

非透析的慢性肾衰竭患者、维持性血液透析和持续性非卧床腹膜透析患者每日摄入的脂肪能量不超过总能量的30%。若血中甘油三酯水平很高，可给予50～100毫克/天的L-肉碱，经静脉注射。需提供给患者每日总能量70%的碳水化合物，且为多样的碳水化合物，以减少甘油三酯的合成。

对于稳定的慢性肾衰竭患者，其体重在正常范围内者，经肠道热量摄入达到35千卡/(千克·天)有助于改善氮平衡；而超重或低体重患者可能需要调整能量供给。对于老年患者，能量供给量可有所降低。对于处于慢性肾功能不全5期的患者，一般需至少每周3次的血液透析。在进行血液透析时，氨基酸丢失量可达到10～12克/次，而腹膜透析时丢失的量更大。建议给予血液透析患者的蛋白质量为1.2克/(千克·天)；而对于接受持续性腹膜透析的患者，蛋白质的量要达到1.2～1.3克/(千克·天)。该推荐的蛋白质量可以补充透析过程中丢失的白蛋白及氨基酸，同时也是基于患者代谢状况，维持氮平衡的考虑。而对于处在3期或4期的慢性肾功能不全的患者往往需要严格地控制蛋白质量，建议其严格执行低蛋白饮食，推荐量为0.3～0.6克/(千克·天)。

(四)营养治疗中的电解质监测要点

在营养治疗开始后建议应密切检测电解质的变化。ASPEN建议，患者电解质的摄入量应根据血液监测出的钾、镁、磷、钙的结果进行调整。对于处在创伤期的急性肾衰竭并接受肠外营养和持续性肾脏替代治疗的患者,在接受透析治疗时有长期的丢失钙和镁的风险。因此,此类患者需要在接受透析期间持续补充钙和镁。持续性肾脏替代治疗已成为有危重疾病的AKI患者选择的治疗形式之一。由于它们的持续状态和高滤过速度,这些治疗可能会对电解质和营养素平衡造成不良影响,包括宏量营养物质和小相对分子质量物质的显著丢失,而肾脏病专用肠内营养制剂有助于防止急性肾衰竭患者出现电解质紊乱。对于慢性肾衰竭未透析的患者,每日钠的摄入量应为1800~2500毫克;对于MHD和CAPD患者,每天钠的摄入量也应相同。慢性肾衰竭时易引起钾潴留,每日摄入的钾量应少于2500毫克。

第七节　　肿瘤疾病

调查发现恶性肿瘤的发生率呈逐年上升趋势,老年人是患肿瘤的一个主要群体。50%以上肿瘤患者的年龄＞65岁,70%以上肿瘤相关死亡发生在65岁以上。中晚期肿瘤患者常伴有程度不等的营养不良(低下)或发生癌性恶病质,以胃癌、胰腺癌和食管癌患者多见。4%~23%的晚期癌症患者死于癌性恶病质。老年恶性肿瘤患者由于其整体功能的衰退等原因,营养状况的恶化更为明显,甚至很快出现恶病质。伴有营养不良的肿瘤患者预后明显差于营养良好者。因此,营养治疗是抗肿瘤治疗的综合措施之一。

尽管老年肿瘤患者营养风险发生率高于一般人群,但营养

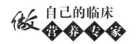

治疗及对结局的影响并无高级循证医学依据。临床研究几乎都来自于非老年人群，仅有一些小样本老年患者亚组分析。为了制定治疗决策及评估预后，美国国立综合癌症网络（National Comprehensive Cancer Network，NCCN）老年肿瘤治疗指南推荐以老年综合评估体系为评估工具，其中包括营养状况。营养治疗前需要先了解老年肿瘤患者的营养状态，故老年肿瘤患者应在肿瘤诊断时就进行营养评估，并在后续的每一次随访中重复评估，以便在患者全身情况恶化之前给予早期的营养治疗和干预（循证医学证据水平C级）。

一、肿瘤患者的营养评估

对肿瘤患者的营养评估有以下推荐意见。

1.恶性肿瘤患者一经明确诊断，即应进行营养风险筛查。（1类）

2.现阶段应用最广泛的恶性肿瘤营养风险筛查工具为PG-SGA及NRS 2002。（1类）

3.NRS评分＝3分为具有营养风险，需要根据患者的临床情况，制订基于个体化的营养计划，给予营养干预。（2A类）

4.NRS评分＜3分者虽然没有营养风险，但应在其住院期间每周筛查1次。（2A类）

5.询问病史、体格检查及部分实验室检查有助于了解恶性肿瘤患者营养不良发生的原因及严重程度，以对患者进行综合营养评定。（2A类）

6.营养筛查及综合营养评定应与抗肿瘤治疗的影像学疗效

评价同时进行,以全面评估抗肿瘤治疗的受益。(2A类)

推荐老年患者使用的营养筛查工具主要为 MNA-SF(B级);住院患者可采用 NRS 2002(C级)。

老年恶性肿瘤患者的营养治疗要兼顾其伴随疾病和用药情况,个体化的营养治疗方案需配合个体化的抗肿瘤治疗方案,使治疗更加符合老年人的期望目标。有证据显示,适量 ω-3 脂肪酸的摄入,可增强患者机体免疫力,抑制肿瘤细胞增殖;高脂低糖和增加 ω-3 脂肪酸的营养配方符合肿瘤患者代谢特点,发挥减少体重丢失和抑制肿瘤生长的作用。研究发现,口服二十五碳烯酸(eicosapentaenoic acid, EPA)制剂可以改善接受化疗的肺癌患者的营养状况和生活质量;另一个通过随机双盲对照试验发现,含有 ω-3 脂肪酸的蛋白质-能量补充剂可以改善Ⅲ期非小细胞肺癌患者的营养状态;在针对大肠癌的Ⅱ期临床试验中表明,膳食干预以及提供富含 EPA 的营养补充剂可以维持患者的营养状态,改善生活质量。

二、老年恶性肿瘤患者的营养治疗

1.肿瘤患者的营养治疗需兼顾其伴随疾病和用药情况,首选肠内营养。(D级)

2.老年肿瘤患者放化疗期间无须常规进行营养治疗,但需密切监测营养状态。(D级)

3.老年肿瘤患者营养治疗指征为:①已存在营养不良,或预计患者不能进食时间长于7天;②口服摄入不足(<60%的热量

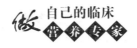

需要,且持续10天);③营养摄入不足导致的体重下降。(D级)

4.对于老年肿瘤终末期患者,保持营养状态不再重要,应以舒适以及缓解症状为目的。(C级)

5.添加ω-3脂肪酸的肠内营养配方能改善肿瘤患者的营养状况和生活质量。(B级)

对老年肿瘤患者,通常以非终末期手术期、放化疗期及终末期进行简单划分,并基本遵循相应指南以制定治疗决策。

三、非终末期手术肿瘤患者的营养治疗

多因素分析表明,营养不足是术后并发症发生的独立危险因素,并与死亡率、住院时间及住院费用相关。对于存在中、重度营养不足的大手术患者,术前10~14天的营养治疗能降低手术并发症的发生率;对轻度营养不足的患者,术前肠外营养治疗无益处,还可能增加发生感染并发症的概率;无营养不良或术后7天内可获取足量肠内营养的患者无法从肠外营养治疗中获益。排除肠梗阻、血流动力学不稳定及肠缺血等肠内营养的禁忌证后,术后早期肠内营养治疗较肠外营养能更加有效地促进肠功能恢复,明显减少术后并发症,改善患者营养状况和免疫功能,缩短住院时间,且费用低廉。目前,尚无联合应用肠内外营养治疗的对照研究结果。但对于那些有营养治疗的适应证,而经由肠内途径无法满足能量需要(<60%的热量需要)时,多数专家认为可以考虑联合应用肠外营养。

老年肿瘤患者能量和蛋白质需求与健康者相差不大,故可

以20～25千卡/(千克·天)来估算卧床患者所需的能量,以25～30千卡/(千克·天)来估算能下床活动患者所需的能量。肿瘤患者存在糖耐量异常和脂质氧化增加,故脂类可能是肿瘤患者更好的营养底物。但至今仅有几项国外研究采用肠外营养比较了含或不含脂类的营养配方,且并未显示结果存在差异。因此,肿瘤患者可采用标准的营养配方,不需肿瘤专用配方。与传统剂量的肠外营养相比,接受低氮低热量肠外营养[非蛋白热量18(16～20)千卡/(千克·天)、氮0.10(0.09～0.11)克/(千克·天)]患者术后总感染性并发症、静脉炎和全身炎性反应综合征的发生率降低,总治疗费用降低,术后平均住院日也缩短。荟萃分析表明,因肿瘤接受颈部大手术(喉切除术、咽部分切除术)患者、腹部肿瘤大手术(食管切除术、胃切除术和胰十二指肠切除术)患者在围手术期应用含有免疫调节成分(精氨酸、ω-3脂肪酸和核苷酸)的肠内营养,可减少术后并发症并缩短住院时间。但对于有全身性感染、危重症患者,含有精氨酸的"免疫肠内营养"反而可能导致死亡率增加。

对非终末期手术肿瘤患者的营养治疗有以下推荐意见:

1.对于无胃排空障碍的择期手术患者,不常规推荐术前12小时禁食;对于无特殊的误吸风险及胃排空障碍的手术患者,建议仅需麻醉前2小时禁水,6小时禁食;对术前无法进食的患者可通过静脉给予碳水化合物。(1类)

2.多数患者术后不应中断营养摄入。手术后应尽早开始正常食物摄入或肠内营养,大部分接受结肠切除术的患者,可以

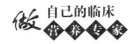

在术后数小时内开始经口摄入清淡流食,包括清水。(1类)

3.对于有重度营养不足风险的患者,大手术前应给予10~14天的营养治疗。对于围手术期有重度营养不足的患者,以及各种原因(肠内营养不耐受、胃肠道功能受损等)导致连续5~10天以上无法经口摄食或无法经肠内营养达到营养需要量的患者,应给予肠外营养治疗。(1类)

4.对于不能早期进行口服营养治疗的患者,应用管饲喂养,特别是接受了大型的头颈部和胃肠道手术、严重创伤或手术时有明显的营养不足的患者。在所有接受腹部手术的需管饲营养的患者中,推荐放置较细的空肠造瘘管或鼻空肠管。(1类)

5.对接受大型的颈部手术和腹部手术的患者可考虑围手术期应用含有免疫调节成分(精氨酸、ω-3 脂肪酸和核苷酸)的肠内营养。(1类)

四、放化疗期患者的营养治疗

约90%的恶性肿瘤患者在整个治疗期间需要进行放疗和(或)化疗,因此可能发生各种不良反应而影响患者营养的摄入和吸收,从而增加营养不良风险。与手术等局部治疗不同的是,化疗是一种全身性的杀灭肿瘤细胞的治疗手段,常会引起明显的毒性反应,尤其是消化道反应(如恶心、呕吐,腹痛、腹泻和消化道黏膜损伤等),会严重地削弱患者的食欲或影响进食过程,在肿瘤引起的代谢异常的基础上进一步加重机体营养不良。另外,营养不良会降低患者对化疗的耐受程度。在一项雷替曲塞对比5-氟尿嘧啶治疗结直肠癌的随机对照研究中发现,

439例患者中,24%为大于70岁的老年肿瘤患者;氟尿嘧啶导致的3/4级黏膜炎发生比率随年龄增长而增高,特别是对70岁以上的老年患者。治疗期间,体重丢失意味着不良预后的结局,建议进行营养干预及水化,必要时需要住院治疗。因此,在放、化疗过程中应随时监测老年肿瘤患者的营养状况,特别是在合并黏膜炎及腹泻时,但仍然无须在放化疗期间常规进行营养治疗。

对化疗肿瘤患者的营养治疗有以下推荐意见。

1.虽然营养治疗能够改善化疗患者的生活质量,增加食欲,但是目前数据显示,对血生化指标和临床结局没有明显作用,因此对没有营养不足的化疗患者不推荐常规营养治疗。(1类)

2.当化疗患者每日摄入能量低于每日能量消耗60%的情况超过10天时,或者预计患者将有7天或者7天以上不能进食时,或者患者体重下降时,应开始营养治疗,以补足实际摄入与理论摄入之间的差额(2A类)。为了降低感染风险,推荐首选肠内营养(2A类),如果患者因为治疗产生了胃肠道黏膜损伤,可以采用短期的肠外营养。(2A类)

3.建议肿瘤患者的营养治疗采用标准配方。(2A类)

4.化疗期间复合维生素的摄入对Ⅲ期结直肠癌患者的复发率与生存时间没有影响。(2A类)

5.若因为担心营养对肿瘤的支持作用而放弃营养治疗,这是缺乏依据的,如果存在临床指征,仍应该使用。(2A类)

肿瘤放疗患者中,营养不良主要发生于照射范围。肿瘤放

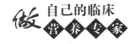

疗患者营养不良的常见原因有:头颈部肿瘤放疗后导致的口腔黏膜炎、咽部疼痛、食欲下降、味觉改变等反应,从而引起了摄入量不足;胸部肿瘤放疗后,放射性食管炎导致的摄入量不足;腹部肿瘤放疗后出现胃肠道黏膜损伤,引起的食欲下降、恶心、呕吐、腹泻等反应,从而导致摄入不足或吸收障碍。目前,已有数项随机对照临床研究及回顾性研究显示口服营养补充或管饲可以增加头颈部癌或食管癌放疗患者的能量和蛋白质摄入。多数结果认同积极地给予肠内营养有助于保持体重、提高生活质量、减少入院次数,并促使放疗顺利完成。

对放疗肿瘤患者的营养治疗有以下推荐意见。

1.对放疗患者的营养评估应在肿瘤诊断或入院时就进行(特别是放疗前和放疗过程中),并在后续的每一次随访中重新评估,以便在患者发生全身营养不足前就给予早期的营养治疗和干预。(2B类)

2.放疗患者的每日消耗与正常人相似,放疗患者的一般状况要求为 Karnofsky 评分6分以上,故以25~30千卡/(千克·天)来估算一般放疗患者的每日所需量。(2B类)

3.放疗患者中肠外营养的目的通过以下方式实现改善功能和提高疗效的目的:预防和治疗营养不良/恶病质;提高患者放疗的耐受性和依从性;控制或改善某些放疗的不良反应;提高生活质量。(2B类)

4.对于没有胃肠道功能障碍者,肠外营养没有必要甚至有害。(1类)

5.营养治疗的选择:为了降低感染风险,推荐首选肠内营养(2A类)。对于梗阻性头颈部肿瘤或食管癌影响吞咽功能者,肠内营养应经管给予(2B类)。肠外营养推荐用于不能耐受肠内营养且需要营养治疗的患者,如放疗后严重黏膜炎和严重放射性肠炎患者。

6.不推荐没有营养不足或营养风险的放疗患者常规使用肠外营养。(1类)

五、终末期肿瘤患者的营养治疗(预计生存期不足3个月)

对终末期肿瘤患者是否给予营养治疗不仅仅是一个医学问题,还更多地涉及伦理、患者及家属意愿层面。营养治疗可提高终末期恶性肿瘤患者的生活质量,而能否延长其生存期尚无定论。有报道指出,对重度蛋白质-能量缺乏型营养不良、恶病质患者,单纯的营养治疗既不能保持机体无脂体重,也未提高患者的平均生存时间及远期生存。但是,亚洲国家的许多终末期肿瘤患者在无希望延长生存期的情况下仍在接受营养治疗。日本、韩国的回顾性研究显示,终末期恶性肿瘤患者在临死前1个月,仍有较高比例的个体在接受管饲、全胃肠外营养及静脉输注白蛋白。目前,这方面的决策仍缺乏高标准的循证医学依据。医生应以临床指征和社会伦理学理论为依据,对于每一个患者均应认真评估营养治疗的风险效益比,掌握营养治疗适应证,在尊重患者的权力、兼顾公平合理地使用有限的医疗资源的条件下,决定是否实施营养治疗。

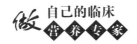

终末期恶性肿瘤患者的营养治疗应该以保证生存质量及缓解症状为目的。其中,生存质量是营养治疗评估中最重要的内容,医生在为患者提供营养及水时,要充分地评估此种干预给患者带来的影响。具体指南如下。

1.只要患者同意,可以提供肠内营养,以尽可能减少体重丢失。(C级)

2.在生命接近终点时,大部分患者只需极少量食物和水来减少饥渴感。(B级)

3.很少量水也有助于防止患者因脱水而出现精神错乱。(B级)

对于终末期肿瘤患者,尽管不再做进一步的抗癌治疗,患者也有数周或数月的生存期望。如果预期患者存活期超过2个月,可通过肠内营养延长完全不能进食患者的生存时间;若患者接近生命终点,则不宜再按相关的营养干预准则实施,因营养治疗可能增加其代谢负担而加重病情。对此类患者,大多数可通过提供少量食物和液体以减轻饥饿和口渴症状。经静脉途径给予少量输液,有助于避免脱水引起的神志不清。(B级)

第八节　　呼吸疾病

一、哮　喘

(一)病因及发病机制

目前认为支气管哮喘是一种有明显家族聚集倾向的多基

因遗传性疾病,它的发生既受遗传因素又受环境因素的影响。

1.遗传因素

近年来,随着分子生物学技术的发展,哮喘相关基因的研究也取得了进展,第5、6、11、12、13、14、17、19、21号染色体可能与哮喘有关,具体关系尚未清楚。哮喘的多基因遗传特征为外显不全、遗传异质化、多基因遗传和协同作用。这就导致在一个群体中发现的遗传连锁有相关性,而在另一个不同群体中则不能发现这种相关性。

2.变应原

尘螨是最常见的变应原,是哮喘在世界范围内重要的发病因素。常见的有四种,即屋尘螨、粉尘螨、宇尘螨和多毛螨。常见的职业性变应原有谷物粉、面粉、动物皮毛、木材、丝、麻、木棉、饲料、蘑菇、松香、活性染料及乙二胺等。低相对分子质量致敏物质的作用机制尚不明确,高相对分子质量的致敏物质可能是通过与变应原相同的变态反应机制致敏患者并引起哮喘发作。药物引起哮喘发作有特异性过敏和非特异性过敏两种。前者以生物制品过敏最常见,而后者发生于交感神经阻滞剂和增强副交感神经作用剂。食物过敏大多属于Ⅰ型变态反应,如牛奶、鸡蛋、鱼、虾蟹等海鲜及调味类食品等可作为变应原,常可诱发哮喘患者发作。

3.促发因素

哮喘促发因素有感染、气候改变、吸烟、环境污染、精神因素运动及药物等。

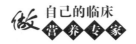

本病属于Ⅰ型超敏反应。当患者第一次接触变应原时,浆细胞在B细胞介导下产生免疫球蛋白E,其与肥大细胞和嗜碱性粒细胞结合,使得机体进入致敏状态。当机体再次和变应原接触时,肥大细胞和嗜碱性粒细胞释放生物活性介质,例如组胺、趋化因子等,使平滑肌发生痉挛。

(二)临床表现

典型的支气管哮喘在发作前常有鼻塞、打喷嚏、流涕、胸闷及耳、鼻、咽喉发痒等先兆症状出现,发作严重者可短时间内出现严重呼吸困难、低氧血症。有时咳嗽为唯一症状(咳嗽变异型哮喘)。在夜间或凌晨发作和加重是哮喘的特征之一。哮喘症状可在数分钟内发作。有些症状轻者可自行缓解,但大部分需积极处理。发作时,出现两肺散在、弥漫分布的呼气相哮鸣音,呼气相延长,有时吸气、呼气相均有干啰音。严重发作时可出现呼吸音低下,哮鸣音消失,临床上称为"静止肺",预示着病情危重,随时会出现呼吸骤停。

本病在多数情况下可以经过治疗缓解或自行缓解,长期反复发作则发展为阻塞性肺气肿及肺源性心脏病等。

根据临床表现,哮喘可分为急性发作期、慢性持续期和临床缓解期。慢性持续期是指不同频度和(或)不同程度地出现症状(喘息、气急、胸闷、咳嗽等);临床缓解期是指经过治疗或未经治疗,症状、体征消失,肺功能恢复到急性发作前水平,并持续3个月以上。

(三)营养干预

确定食品致敏原。营养人员有责任协助临床确定食品致敏原,可用排除食品或激发试验进行食品筛选。

口服脱敏疗法。

(四)营养治疗原则

在使用解痉止喘药物的同时,应注意膳食营养治疗。其目的是找出致哮喘的致敏食品,加以排除,不用可能有交叉过敏反应的同属食品,以消除症状,恢复患者正常的胃肠消化和吸收功能。

1.排除致敏食品

如致哮喘过敏食品有多种,则应提供营养丰富的、经过排除过敏原的膳食,由营养师制订专门食谱,以保证足够营养供给。过敏性体质者宜少食异性蛋白类食物,一旦发现某种食物确实可诱发患者支气管哮喘,则应避免进食,宜多食植物性大豆蛋白(如豆类及豆制品等)。

2.能　量

每天能量供给量可按照30～35千卡/千克或BEE×应激系数计算。应激系数在轻、中、重发作期分别为1.3、1.5和2.0,在缓解期为1.2。

3.蛋白质

适量的蛋白质摄入可以改善患者的营养状况,增强机体免疫功能。过量的蛋白质也会增加氧的消耗,主要是蛋白质的食

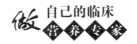

品特殊动力作用,可增加瞬间的通气量,增加对高二氧化碳血症的反应,故应在膳食中减少效价低的蛋白质的摄入量,蛋白质摄入量以占总能量的15%~20%为宜,其中优质蛋白质应占2/3。

4.脂　肪

脂肪的呼吸商为0.7,低于蛋白质和碳水化合物。因此,高脂饮食可以减少二氧化碳的生成,降低二氧化碳分压与每分通气量。避免摄食后发生的呼吸急促困难。此外,足量的脂肪还可以降低高碳水化合物的负荷,节省蛋白质,促进脂溶性维生素的吸收。脂肪摄入量以占总能量的32%~36%为宜,且以植物油为主,可适当增加深海鱼油的摄入。

5.碳水化合物

适量的碳水化合物可以调节低氧性肺血管收缩反应;但高碳水化合物饮食可以提高呼吸商,使呼吸系统负荷加重。此外,大量碳水化合物摄入可以引起高血糖症,增加机体代谢负荷,从而出现或加重呼吸肌无力。碳水化合物摄入量不宜超过总能量的50%,患者应避免过快、过多地进食纯碳水化合物的食物。

6.维生素和矿物质

补充足够的维生素,如维生素A、维生素C、维生素E和胡萝卜素等,能有效地清除机体产生的氧自由基,减轻支气管平滑肌的痉挛,从而预防哮喘发作。高钠饮食可增加气道反应性,哮喘患者每日食盐摄入量不应超过5克;镁可以直接作用于支气管平滑肌,引起气道扩张。

第六章

◆医生如何处理不同疾病的营养问题◆

7.水

哮喘患者因大量出汗而丢失水分,应当注意水分的补充,饮水至少达到2000毫升/天。

8.膳食纤维

膳食纤维应适量,中国居民膳食纤维的适宜摄入量为25～35克/天。

9.避免刺激性食品

哮喘患者的膳食宜清淡,少刺激,不宜过饱、过咸、过甜,忌生冷、酒、辛辣等刺激性食物,戒烟、忌酒。

10.加强营养治疗

哮喘呈持续状态时,应考虑给予静脉补充营养素,防止加重营养不良。

11.增强免疫力

经常吃食用菌类能调节免疫功能,如香菇、蘑菇含香菇多糖、蘑菇多糖,可以增强人体抵抗力,减少支气管哮喘的发作。

二、慢性阻塞性肺病

(一)病因及发病机制

慢性阻塞性肺病的确切病因尚不清楚。一般认为,与慢性支气管炎和阻塞性肺气肿发生有关的因素都可能参与慢性阻塞性肺病的发病。已经确定的危险因素大致可以分为外因(即环境因素)与内因(即个体易患因素)两类。外因包括吸烟、感染(呼吸道病毒、细菌、支原体和衣原体感染等)和环境因素(如

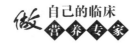

空气污染、粉尘和化学物质的吸入等)。内因包括遗传因素、气道反应性增高等。

各种致病因子长期慢性刺激可损伤呼吸道上皮,形成呼吸道慢性非特异性炎症,破坏肺的结构和(或)促进中性粒细胞炎症反应。此外,肺部的蛋白酶/抗蛋白酶失衡及炎症细胞释放氧自由基等引起氧化应激反应,从而导致慢性阻塞性肺炎的发生。

(二)临床表现

1.症　状

(1)慢性咳嗽:随病程发展可终身不愈,常晨间咳嗽明显,夜间有阵咳或排痰。

(2)咳痰:一般为白色黏液或浆液性泡沫痰,偶可带血丝,清晨排痰较多。急性发作期痰量增多,可有脓性痰。

(3)气短或呼吸困难:早期在劳累时出现,后逐渐加重,以致在日常生活甚至休息时也感到气短。

(4)喘息和胸闷:部分患者特别是重度患者或在急性加重时出现。

(5)其他:晚期患者有体重下降、食欲减退等。

2.体　征

(1)视诊:胸廓前后径增大,肋间隙增宽,剑突下胸骨下角增宽(称为桶状胸),部分患者呼吸变浅、频率增快,严重者可有缩唇呼吸等。

(2)触诊:双侧语颤减弱。

（3）叩诊：肺部过清音，心浊音界缩小，肺下界和肝浊音界下降。

（4）听诊：双肺呼吸音减弱，呼气延长，部分患者可闻及湿性啰音和（或）干性啰音。

（三）营养治疗原则

1.能　量

确定患者总能量的供给是营养支持的核心问题，应供给足够的能量。

能量供给可按下述公式计算：每日所需能量＝BEE×C×1.1×活动系数。基础能量消耗（basic energy expenditure, BEE）一般可采用Harris-Benedict公式（HBE）计算得出。

男性所需BEE＝每日所需能量（千焦/天）－[66.47＋5.0×身高（厘米）＋13.75×体重（千克）－6.76×年龄（岁）]×4.184。

女性所需BEE＝每日所需能量（千焦/天）－[665.1＋1.85×身高（厘米）＋9.56×体重（千克）－4.68×年龄（岁）]×4.184。

公式中的C为校正系数，因为对于慢性阻塞性肺炎患者来说，由于能量消耗较正常人增加，故需乘以校正系数（男为1.16；女为1.19）。1.1为考虑低体重患者恢复体重所增加的能量，为使患者降低的体重得以纠正，每天需要量可以在此基础上再增加10%。活动系数：卧床为1.2；轻度活动为1.3；中度活动为1.5；剧烈活动为1.75。

2.蛋白质

（1）肺部疾病患者对蛋白质的需求量与其他疾病患者比较无

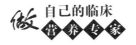

明显差别。在中等应激状态时,给予蛋白质1.0～1.5克/(千克·天)即可维持良好的内环境稳态和正氮平衡;重度应激时,将蛋白质供给量加至1.6～2.0克/(千克·天)。慢性阻塞性肺炎患者处于高代谢状态,但并非高分解状态,体重的损失更多源于体脂分解,而对瘦体群的影响不明显。因而适当摄入蛋白质即可缓解负氮平衡状态及骨骼肌的耗损。但若蛋白质摄入过量,因其较低的氧热价,将加重低氧血症及高碳酸血症,从而会增加每分通气量及氧的消耗。代谢产生100千卡热量时,蛋白质需水350克,糖和脂肪仅需水50克,且蛋白质过多摄入将导致尿钙增多,故造成钙需要量增加和液体失衡。

3.脂 肪

脂肪具有较低的呼吸商,能减少二氧化碳产生,对慢性阻塞性肺炎患者有利,尤其是有高碳酸血症及通气受限的患者。但对肌肉本身病变或化学感受器功能紊乱引起肺部疾病的患者,脂肪是不必要的。摄入高脂肪膳食时应注意调整脂肪酸的构成,以防止高脂血症的发生或网状上皮系统的损害。饱和脂肪酸对网状上皮系统的完整性有益,且有助于细菌的隔离;但过量的饱和脂肪酸将有损肝脏的功能,易导致动脉粥样硬化。不饱和脂肪酸,尤其必需脂肪酸是合成前列腺素及花生四烯酸的前体,与支气管及呼吸性细支气管平滑肌的收缩功能有关,且与免疫反应有关。前列腺素还能刺激中性粒细胞的移动和吞噬功能。给予含中链甘油三酯的脂肪乳剂后,可降低蛋白质的氧化率和更新率,增加蛋白质的合成,出现节氮效应。因此,可在患者的高脂膳食中以含中链甘油三酯的油替代部分长链脂肪酸,这样不仅有利于患者的消化吸收,且有利于正氮平衡的恢复。对进行肠外营养的患者,静脉输注脂肪乳剂将抑制正常的气体交换,并影响肺泡氧的交换,引起肺部结构的损伤,加重肺动脉高压。这是因为输注脂肪乳时,对网状上皮系统和红细胞膜的损伤将导致肺泡膜的继发性改变。因而,除在患者病情恶化时必须使用肠外营养外,在患者能进食时应尽早由肠外营养过渡到肠内营养。

4.糖 类

对于有严重通气功能障碍的患者特别是伴高碳酸血症或准备脱机的患者,过高的糖类摄入将引起二氧化碳累积,不利于患者血碳酸水平的下降和脱机。对无明显通气受限或高碳酸血症的患者或有呼吸机支持的患者,无须对糖类进行严格限制。由于糖类能促进血氨基酸进入肌肉组织,并在肌肉内合成蛋白质,而脂肪无此功效,故过分限制糖类的膳食可能引起酮症,导致组织蛋白的过度分解及体液和电解质的丢失。如果能量摄入充分,每日摄入 50～100 克易消化的糖类就可防止上述现象的出现。

5.维生素及微量元素

慢性阻塞性肺炎患者常存在各种维生素、微量元素及矿物质的缺乏,造成氧自由基对机体的损伤或影响各种物质的能量代谢,进一步加重呼吸肌无力。在慢性阻塞性肺炎患者营养治疗时,应注意各种微量元素及维生素的补充,尤其是维生素C、维

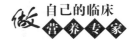

生素E、锌、铜、磷、钙、钾等的补充,要达到建议饮食量标准。

6.水

在急性期或伴有感染时,常存在体液潴留,应注意液体摄入量的控制,防止加重肺水肿。对有肺动脉高压、肺源性心脏病和心力衰竭的患者更应严格限制摄入液量,以防进一步加重心肺负荷,防止出现心肌泵衰竭、胃肠瘀血等各种不良反应。若患者因严重感染出现脱水或呼吸机支持引起液体丢失过多,以及过度地限制水的摄入而出现脱水时,则应增加液体的供给,纠正脱水现象。

7.膳食纤维

膳食纤维应适量,中国居民膳食纤维的适宜摄入量为25～35克/天。

8.生热营养素比例

与哮喘营养治疗原则基本一致,实验证明用低糖类膳食(其中糖类占总能量的28%,脂肪占55%,蛋白质占17%)可明显降低二氧化碳血症。

(四)营养支持途径

对缓解期和轻症患者,首先推荐经口胃肠内营养;对经口摄食困难的患者可采用管饲营养。

对于危重、重度营养不良和机械辅助通气患者,可采用短期肠外营养,通过静脉滴注脂肪乳和氨基酸获取营养,但要注意脂肪乳的滴注速度,过快滴注会影响慢性阻塞性肺炎患者的氧合作用并加重病情。根据病情调整营养支持途径。

三、呼吸衰竭

(一)病因及发病机制

1.气道阻塞性病变

气道阻塞性病变,如气管-支气管炎症、痉挛、上呼吸道肿瘤等导致气道阻塞和肺通气不足,或伴有通气/血流比例失调,导致缺氧和二氧化碳潴留,发生呼吸衰竭。

2.肺组织病变

肺组织病变,如肺炎、肺气肿、弥散性肺纤维化、严重肺结核、肺水肿、急性呼吸窘迫综合征等均可导致肺泡减少,有效弥散面积减少,肺顺应性降低、通气/血流比例失调,导致缺氧或合并二氧化碳潴留。

3.肺血管疾病

肺血管疾病,如肺血管栓塞、肺梗死、肺毛细血管瘤等可引起通气/血流比例失调,或部分静脉血未经过氧合直接流入肺静脉,导致呼吸衰竭。

4.胸廓病变

胸廓病变,如胸廓外伤、畸形、手术创伤、气胸和胸腔积液等均可影响胸廓活动和肺扩张,进而造成通气减少及吸入气体分布不均,导致肺通气和换气功能障碍,引起急性呼吸衰竭。

5.神经肌肉疾病

神经肌肉疾病,如脑血管病变、脑炎、脑外伤、电击等均可

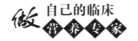

累及呼吸肌功能,造成呼吸肌无力、麻痹,导致呼吸动力下降而引起肺通气不足。

(二)临床表现

呼吸衰竭主要临床表现为缺氧及二氧化碳潴留所致的多器官功能障碍。

呼吸衰竭最早出现的症状是呼吸困难。多数患者明显地呼吸困难,可表现为频率、节律和幅度的改变。

其他症状如下。

(1)发绀:是缺氧的典型表现,多发生在口唇、指甲处。

(2)精神神经症状:急性呼吸衰竭多出现精神错乱、狂躁、昏迷、抽搐等,慢性缺氧多有智力或定向功能障碍。

(3)消化系统症状:如食欲减退、上消化道出血等。

(4)循环系统症状:如右心力衰竭。

(三)营养治疗原则

1.能 量

呼吸衰竭患者存在高分解代谢和高新陈代谢,能量需求增加,必须提供充足的能量,避免消耗机体蛋白质和脂肪。可按下述公式计算:每日所需能量＝BEE×C×1.1×活动系数。

男性所需BEE＝每日所需能量(千焦/天)－[66.47＋5.0×身高(厘米)＋13.75×体重(千克)－6.76×年龄(岁)]×4.184。

女性所需BEE＝每日所需能量(千焦/天)－[665.1＋1.85×身高(厘米)＋9.56×体重(千克)－4.68×年龄(岁)]×4.184。

公式中的C为校正系数(男为1.16,女为1.19)。1.1为考虑低体重患者恢复体重所增加的能量。活动系数:卧床为1.2;轻度活动为1.3;中度活动为1.5;剧烈活动为1.75。

2.蛋白质

蛋白质功能比例应在15%～20%或1.0～1.5克/(千克·天),且优质蛋白质比例在1/2以上;肝肾功能低下者应从0.4克/(千克·天)开始。

3.脂　肪

由于脂肪的呼吸商最低,高脂饮食能相对减少二氧化碳产生,进而减少呼吸负荷,故脂肪的供能比例以40%～50%为宜。

4.碳水化合物

由于碳水化合物的呼吸商在三大营养物质中最高,因此其供给量不宜太高,以避免加重呼吸衰竭患者的缺氧和二氧化碳潴留的症状。急性期的碳水化合物的供给量应限制在总能量的40%以下,随着病情的好转,一般不宜超过55%。

5.矿物质

矿物质中,磷、镁、钾对维持呼吸肌的收缩起着重要的作用,低血磷可导致或者加重急性呼吸衰竭。一些必需的微量元素(如铜、铁、硒等)具有抗氧化作用,可抑制肺部炎症反应。

6.维生素

注意维生素特别是具有抗氧化作用的维生素A、维生素C、维生素E及β-胡萝卜素的补充,以应对机体高代谢状态。

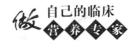

7.水

当出现水潴留、心肺功能障碍时,应限制水的摄入量。

8.膳食纤维

膳食纤维应适量,中国居民膳食纤维的适宜摄入量为25～35克/天。

(四)营养支持途径

对于胃肠道尚有功能的患者,则应该首选肠内营养(经口或管饲),进餐以少量多餐为原则,必要时配合采用肠外营养支持;对于病情危重、胃肠功能较差的患者,特别是机械通气开始的几天,可以全部采用肠外营养支持。

第九节　　血液疾病

贫血除由于失血外,大多是因为造血原料(包括铁、叶酸、维生素B_{12}、维生素B_6、维生素C、蛋白质、铜和其他重金属等)摄入不足,使血红蛋白水平低于正常所致,故营养不良是贫血的常见原因。临床上常见的营养不良性贫血是缺铁性贫血和因叶酸或(和)维生素B_{12}缺乏引起的巨幼细胞贫血。

一、缺铁性贫血

因机体储存铁耗尽,继之红细胞内铁缺乏而引起的贫血为缺铁性贫血(iron deficiency anemia,IDA)。缺铁性贫血是铁缺乏症的最终阶段,表现为缺铁引起的小细胞低色素性贫血及其他异常。缺铁性贫血是老年人最常见的营养缺乏症,它是一种症群,并非一种疾病。随着社会人口逐渐老龄化,缺铁性贫血已成为危害老年人健康的常见疾病之一,且是老年患者最常见的一种贫血。

(一)病　因

正常情况下,铁的吸收和排泄保持着动态的平衡,人体一般不会缺铁。只有在铁的需要量增加、铁的摄入不足及慢性失血等情况下,造成长期铁的负平衡,才会发生缺铁。造成缺铁的原因可分为铁摄入减少和铁丢失增多两大类。

1.铁摄入减少

铁摄入减少,最常见的是食物中铁的含量不足或吸收不良。肉类食物中的血红素铁容易被吸收,且不受食物组成及胃酸的影响。非血红素铁则需要先变成Fe^{2+}才能被吸收。胃酸、维生素C及蛋白质中的胺类均可促进Fe^{3+}变成Fe^{2+},使之易于被吸收。蔬菜、谷类、茶叶中的磷酸盐、植酸、丹宁酸等可影响铁的吸收,故食物的组成对铁的吸收影响较大。铁摄入减少除常见于偏食习惯(肉食不足)外,亦见于萎缩性胃炎、胃及十二指肠手术后胃酸减少或缺乏、异食癖等。此外,幽门螺杆菌感染也会使铁摄入减少。造成铁摄入减少的其他原因还有药物或胃肠疾病,如某些金属(镓、镁)的摄入、溃疡病时服用制酸剂中的碳酸钙和硫酸镁及H_2受体阻断剂等,均可抑制铁的吸收。

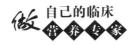

2.铁丢失增多

正常人每天从胃肠道、泌尿道及皮肤上皮细胞中丢失的铁约为1毫克。铁丢失增多常见于胃肠道失血(肿瘤,胃、十二指肠溃疡,膈疝,胃炎,憩室炎,溃疡性结肠炎,局限性回肠炎,食管静脉曲张,钩虫感染,痔,动静脉畸形,息肉等)、慢性血红蛋白尿、慢性咯血、止血凝血障碍性疾病或长期服用抗凝剂后出血,亦可见于酗酒、服用阿司匹林及类固醇和非类固醇抗炎药者,以及少见的血管性紫癜、遗传性毛细血管扩张症及维生素C缺乏病等的慢性失血。

老年人因生理条件(牙齿、消化能力等)的限制,摄取食物的总量和种类会比中青年人少,加之胃肠功能降低,对铁的吸收利用能力下降,因而更易出现缺铁性贫血。

(二)临床表现

缺铁性贫血的临床表现由贫血、缺铁的特殊表现及造成缺铁的基础疾病所组成。

1.常见症状

缺铁性贫血患者有头晕、头痛、乏力、易倦、心悸、活动后气短、眼花及耳鸣等症状。贫血的发生是隐伏的,症状进展缓慢,患者常能很好地适应,并能继续日常活动。

2.特殊表现

缺铁性贫血患者有口角炎、舌乳头萎缩、舌炎等表现,严重的缺铁性贫血患者可有匙状指甲(反甲)、食欲减退、恶心及便秘。异食癖是缺铁性贫血的特殊表现，也可能是缺铁的原因，其发生的机制不清楚。患者常控制不住地仅进食一种"食物"，如冰块、黏土、淀粉等，铁剂治疗后可消失。

3.老年人特有的表现

国外一些学者发现，老年缺铁性贫血患者常对外界反应差、注意力不集中和记忆力下降，如表情淡漠、对周围事物没兴趣、性格和生活习惯改变、不注意卫生、生活懒散、判断力丧失等，还会出现易激动、失眠、抑郁症。

4.体　征

除皮肤黏膜苍白、毛发干枯、口唇角化外，缺铁性贫血患者指甲扁平、失光泽、易碎裂，约18%的缺铁性贫血患者有反甲；约10%的缺铁性贫血患者脾脏轻度肿大，其原因还不清楚。患者脾内未发现特殊的病理改变，在缺铁纠正后可消失。少数严重缺铁性贫血患者可见视网膜出血及渗出。

(三)诊断标准

1. 小细胞低色素性贫血：男性血红蛋白(hemoglobin, Hb)＜120克/升，女性血红蛋白＜110克/升；红细胞平均体积(mean corpuscular volume, MCV)＜80飞升(fL)；平均红细胞血红蛋白量(mean corpuscular hemoglobin, MCH)＜26皮克；红细胞平均血红蛋白浓度(mean corpuscular hemoglobin concentration, MCHC)＜0.32；红细胞形态可有明显低色素表现。

2. 有明确的缺铁病因和临床表现。

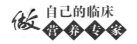

3.血清(血浆)铁(serum iron,SI)<8.95微摩尔/升,总铁结合力>64.44微摩尔/升。

4.运铁蛋白饱和度<0.15。

5.骨髓铁染色显示骨髓小粒可染铁消失,铁粒幼红细胞<15%。

6.红细胞游离原卟啉(free erythrocyte protoporphyrin ,FEP)>0.9微摩尔/升(全血),或血液锌原卟啉(zinc protoporphyrin,ZPP)>0.96微摩尔/升(全血),或FEP/Hb>4.5微克/克 Hb。

7.血清铁蛋白(serum ferritin, SF)<12微克/升。

8.血清可溶性转铁蛋白受体(serum soluble transferrin receptor,sTfR)浓度>26.5纳摩尔/升(2.25毫克/升)。

9.铁剂治疗有效。

符合第一条和2至9条中任何两条以上者,可诊断为缺铁性贫血。

(四)营养治疗原则

应尽可能地除去导致缺铁的病因。单纯的铁剂补充可能使血象恢复,但不能使贫血得到彻底的治疗。营养治疗要根据患者的病理和生理状况,以适当的途径补充相关营养素。给予高铁、高蛋白、高维生素膳食,进行病因治疗。合理膳食与营养可以有效地防止缺铁性贫血的发生,可选择含铁丰富的食品,如海带、龙须菜、紫菜、木耳、香菇、豆类和豆制品,以及肉类、禽蛋、动物的肝肾等。改进烹调技术,提倡用铁制炊具。对容易发生铁缺乏的老年人,还可供给铁强化食品。高蛋白膳食可促进铁的吸收,也可为体内血红蛋白的合成提供所必需的原料,因此,应纠正不良膳食习惯,如长期素食、偏食及挑食等。当供给富含维生素C的食物有困难时,可适当给予维生素C制剂,以促进铁的吸收利用。

1.铁剂的补充

铁剂的补充,首先应强调饮食的调整。贫血治疗的膳食应在普通膳食的基础上,多选用富含铁、叶酸或维生素B$_{12}$的食物。如饮食不能达标,建议口服铁剂进行补充,每天服元素铁150～200毫克即可,常用的是亚铁制剂(如硫酸亚铁、富马酸亚铁、葡萄糖酸亚铁、枸橼酸铁铵等),于进餐时或餐后服用,以减少药物对胃肠道的刺激。对于口服铁剂有严重的胃肠道反应者,可改为肌肉注射右旋糖酐铁。贫血被纠正后,继续服用小剂量铁剂3～6个月,以补充铁储备。

2.服用铁剂时的注意事项

(1)铁剂忌与茶同服,否则易与茶叶中的丹宁酸结合成不溶解的沉淀,不易被吸收。

(2)铁剂应避免与四环素同服,因四环素能与铁剂结合,使铁的吸收减少。

(3)药物中的钙盐及镁盐亦可抑制铁的吸收,应避免与铁剂同时服用。

(4)维生素C有利于铁的吸收,故在服用铁剂的同时,应多食用一些富含维生素C的蔬菜和水果,或加服维生素C。

(5)高脂肪食物能抑制胃酸的分泌,不利于铁的吸收,不宜

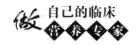

多吃。

(6)碳酸饮料(如各种汽水等)可中和胃酸,降低胃内酸度,不利于铁的吸收,不宜与铁剂同时服用。

3.增加蛋白质的供给量

蛋白质供给量按1.5克/(千克·天)体重供给,日进量为80~100克,其中至少有1/3的蛋白质来自于肉、鱼、禽类。蛋白质不仅是合成血红蛋白的原料,而且其在消化过程中所释放的胱氨酸、半胱氨酸、赖氨酸、组氨酸等氨基酸和多肽及所含的"肉、鱼、禽因子"在提高铁吸收率方面都有着不可忽视的作用。

4.增加维生素C的摄入

维生素C能促进蔬菜中非血红素铁的吸收。若同时摄入富含维生素C的柠檬汁、橘汁和富含铁元素的蔬菜,就能使人体对蔬菜铁的吸收率增加2~3倍。维生素C极易被氧化、破坏,故应注意食物保鲜和减少烹制过程中的流失。如果在服用维生素C时,需同时补充铁剂,两者应同时服用。

5.限制鞣酸和咖啡的摄入

食物中的鞣酸及咖啡和茶叶中的咖啡因,均能减少食物中铁的吸收,故在进餐时应避免食用和饮用。

6.其　他

在能量供给满足机体正常需要的情况下,适量的脂肪供给量(占总能量的20%~25%)对铁吸收有利,每日保证250~400克碳水化合物的摄入能保证蛋白质的充分利用。此外,还应保证适量(14克/1000千卡)的膳食纤维,膳食纤维摄入过多时能与铁离子结合成不溶性的铁盐而干扰铁的吸收。同时注意合理安排餐次和饮食内容,将富含蛋白质及维生素C的食物合理地分配于三餐。对食欲差者,应采用少食多餐的原则。注意菜的色、香、味、形和多样化。对于有舌炎和胃肠道功能紊乱的患者,要给予细、软、易消化的食物。

二、巨幼细胞贫血

巨幼细胞贫血是由于DNA合成障碍、骨髓无效造血导致外周血细胞减少的贫血。在我国,营养性巨幼细胞贫血多系叶酸缺乏所致,较少见维生素B_{12}缺乏者。恶性贫血在我国极为罕见。

(一)病　因

1.摄入不足

(1)维生素B_{12}:单纯维生素B_{12}摄入不足仅见长期严格素食者;维生素B_{12}需要量增加见于溶血性贫血、感染、甲状腺功能亢进及恶性肿瘤患者。

(2)叶酸:叶酸摄入不足主要见于新鲜蔬菜及动物蛋白摄入不足者;摄入减少见于酗酒者;需要量增加见于慢性溶血、骨髓增殖症、恶性肿瘤、甲状腺功能亢进及剥脱性皮炎患者。慢性酒精性肝硬化患者的叶酸摄入和储存均减少。

2.吸收障碍

(1)维生素B_{12}:维生素B_{12}吸收障碍见于恶性贫血、胃全部或大部分切除及胃黏膜腐蚀性破坏导致的内因子缺乏,小肠疾

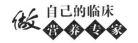

病,对氨基水杨酸钠、新霉素、秋水仙碱、二甲双胍、苯乙双胍等药物的作用,肠道细菌繁殖,胃泌素瘤和慢性胰腺炎等。

(2)叶酸:叶酸吸收障碍见于小肠疾病及苯妥英钠、扑米酮、口服避孕药等药物作用。

3.利用障碍

(1)维生素 B_{12}、钴胺传递蛋白 Ⅱ 缺乏:维生素 B_{12} 结合蛋白异常及一氧化氮的应用均可影响维生素 B_{12} 的转运和利用。

(2)叶酸:二氢叶酸还原酶抑制剂(如氨甲蝶呤、乙胺嘧啶和甲氧苄啶)可导致叶酸利用障碍。

4.其他原因

如长期血液透析、艾滋病等可导致巨幼细胞贫血。

(二)临床表现

1.贫　血

起病隐伏,特别是维生素 B_{12} 缺乏者,发病常需数月。而叶酸由于体内储存量少,发病较快。在某些接触氧化亚氮者、处于ICU病房或做血液透析的患者,以及某些妊娠期妇女也有急性发作。临床上表现为中度至重度贫血。除一般贫血的症状(如乏力、头晕、活动后容易气短、心悸)外,严重贫血者可有轻度黄疸,同时可有白细胞和血小板减少,常伴有感染及出血倾向。

2.消化道症状

消化道症状表现为反复发作的舌炎,舌面光滑,舌乳头及味觉消失,偶尔可见食欲缺乏、腹胀、腹泻及便秘。

3.神经系统症状

神经系统症状多发生于维生素B_{12}缺乏的患者,表现为乏力、手足对称性麻木、感觉障碍、下肢步态不稳、行走困难。老年人常表现为脑神经受损的精神异常、无欲、抑郁、嗜睡或精神错乱。叶酸缺乏时亦偶有精神症状,其机制还不清楚。部分巨幼细胞贫血患者的神经系统症状可发生于贫血之前。

(三)诊断标准

1.临床表现

(1)贫血的症状。

(2)常伴消化道症状,如食欲缺乏、恶心、腹泻及腹胀等,还有舌质红、舌乳头萎缩、表面光滑。

(3)神经系统症状主要为脊髓后侧束变性,表现为下肢对称性深部感觉及振动感消失,严重的可有平衡失调及步行障碍。亦可同时出现周围神经病变及精神抑郁。

2.实验室检查

(1)大细胞性贫血,MCV>100飞升(fL),多数红细胞呈大卵圆形,网织红细胞常减低。

(2)白细胞和血小板亦常减少,中性粒细胞核分叶过多(5叶者>5%或6叶者>1%)。

(3)骨髓增生明显活跃,红系呈典型巨幼红细胞生成。巨幼红细胞>10%。粒细胞系统及巨核细胞系统亦有巨型变。

(4)生化检查:

①血清叶酸测定(放射免疫法):血清叶酸<6.91纳摩尔/升

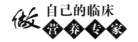

（＜3纳克/毫升）。

②红细胞叶酸测定（放射免疫法）：红细胞叶酸＜227纳摩尔/升（＜100纳克/毫升）。

③血清维生素 B_{12} 测定（放射免疫法）：血清维生素 B_{12} ＜74～103 皮摩尔/升（＜140 皮克/毫升）。

④血清维生素 B_{12} 测定（放射免疫法）：血清维生素 B_{12} ＜29.6 皮摩尔/升（＜40 皮克/毫升）。

⑤血清内因子阻断抗体阳性。

⑥血清维生素 B_{12} 吸收试验：阳性（24 小时尿中排出量＜4%，加服内因子后可恢复正常）。

具备上述生化检查①和②，可能同时具有临床表现的（1）和（2）项者、可诊断为叶酸缺乏。叶酸缺乏的患者，如有临床表现的（1）和（2）项，加上实验室检查（1）及（3）［或（2）］项者，则诊断为叶酸缺乏的巨幼细胞贫血。

具备上述生化检查的②和③，被诊断为维生素 B_{12} 缺乏，这类患者可能同时伴有临床表现的（1）、（2）、（3）［或仅有（3）］。如加上实验室检查（1）及（3）［或（2）］项者，则可诊断为维生素 B_{12} 缺乏的巨幼细胞贫血。

具备上述临床表现的（1）、（2）、（3）［或仅有（3）］，实验室检查的（1）和（3）项及生化检查中的④和⑤项者，怀疑有恶性贫血。确定诊断需有生化检查的⑥项。

（四）营养治疗原则

治疗基础疾病，去除病因，保证营养供给，纠正贫血症状。

膳食选用易消化,富有蛋白质、维生素B_{12}、叶酸和铁的食品。

1.补充维生素B_{12}

老年人和胃肠手术后患者,常常需要肌肉注射维生素B_{12}。因为老年人和胃切除的患者缺乏内因子;而小肠上部切除患者,维生素B_{12}吸收受到影响。注射后,维生素B_{12}储存在肝内,以每天3微克的速率被利用。所以,一旦贫血被纠正,就不必继续注射维生素B_{12}。长期素食者,每天应补充6微克的维生素B_{12}。天然的维生素B_{12}主要存在于动物肝脏、牡蛎、羊肉、鸡蛋、小虾、猪肉、鸡肉和牛奶等动物性食物中。多进食肉类、蛋类、奶类等动物性食物,特别是肝,能预防和治疗维生素B_{12}缺乏导致的贫血。恶性贫血神经系统表现若不能及时识别为维生素B_{12}缺乏所致,就会导致髓磷脂的继续崩解,而使神经系统损害变为不可逆,表现为运动失调、记忆减退和精神症状等。

2.补充叶酸

叶酸广泛存在于动植物性食物中,如肝脏、深绿叶蔬菜、麦胚、酵母、菜花、柑橘、香蕉等(一杯鲜纯橘汁至少含叶酸100微克)。食物制备时,叶酸在烹调中或暴露于空气或光中极易被破坏,破坏率可高达50%～95%,故在食物制备中应注意烹调方法。新鲜蔬菜要现吃现炒,菜肴以急火爆炒为宜,以减少叶酸的流失。对无消化系统功能障碍者,可将有些蔬菜(如西红柿、萝卜等)洗净消毒后生吃或凉拌。巨幼细胞贫血患者常伴有消化道症状,故饮食制备要细软、易消化;餐食以少食多餐,一日4～5餐为好。根据病情可采用高蛋白质、高维生素、半流食或

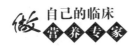

软饭饮食。

3.其他营养素不宜过量

避免同时补充大量的维生素 C、维生素 B_1 和铜。如果维生素 C 补充量超过 500 毫克,就会使得维生素 B_{12} 进一步缺乏。铜和维生素 B_1 补充量超过正常量的 10 倍时,就会降低维生素 B_{12} 的利用率。

4.烹调忌加碱和高温

在烹调加工肉类时不要加碱,烹调温度也不宜过高,因碱性和高温均可使维生素 B_{12} 遭到破坏。此外,巴氏消毒牛奶也能使维生素 B_{12} 丢失。

5.药物治疗

叶酸剂量为 5～10 毫克/天,1～2 天后患者食欲和精神即有所改善,红细胞生成逆转,网织红细胞上升。此疗程常需要数月,在服药同时应给予维生素 C。维生素 B_{12} 剂量为 25～100 微克/天,症状严重者需每天 1 次肌肉注射,或者 2～3 次/周,到红细胞恢复正常为止。在血象恢复期间宜加用铁剂,以弥补造血旺盛后铁不足。对于重症患者应给予氯化钾,防止血钾突然下降。

6.营养宣教

向患者进行营养宣教也是饮食治疗中应该注意的问题。通过营养宣教使患者了解营养与疾病的关系,掌握合理配餐和选择食物的要点,养成良好的饮食习惯等有关营养知识,这些对防病、治病均会起到积极的作用。

三、白血病

白血病是造血系统常见的恶性肿瘤,是一类造血干细胞的恶性克隆性疾病。根据白血病细胞的成熟程度和自然病程,将白血病分为急性和慢性两大类。急性白血病的细胞分化停滞在较早阶段,多为原始细胞及早期幼稚细胞,病情发展迅速,广泛浸润肝、脾、淋巴结等脏器,自然病程仅几个月。慢性白血病的细胞分化停滞在较晚的阶段,多为较成熟幼稚细胞和成熟细胞,病情发展缓慢,自然病程为数年。近年来,老年白血病的发病率不断上升。有资料表明,60~69岁是老年白血病发病的高峰。急性粒细胞白血病和急性单核细胞白血病,尤其后者为老年白血病的多发类型。

(一)病　因

人类白血病的病因尚未完全清楚。可能与病毒感染、电离辐射、化学因素、遗传因素、药物及其他血液病有关。

(1)病毒:有研究显示,人类T淋巴细胞病毒Ⅰ型、EB病毒、HIV病毒等与人类白血病的发生有一定关系。

(2)电离辐射:包括X射线、γ射线、电离辐射等。

(3)化学因素:常年接触苯以及含有苯的有机溶剂(如汽油、橡胶等)。

(4)遗传因素:家族性白血病约占白血病的7/1000,表明白血病与遗传因素有关。

(5)其他血液病:某些血液病最终可能发展为白血病,如骨

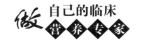

髓增生异常综合征、淋巴瘤、多发性骨髓瘤等。

(二)主要临床表现

白血病常表现为起病隐匿、症状不典型等特点。初发表现为头晕、乏力、低热、盗汗等贫血症状。随着病情进展，才有高热及出血，少数可无发热，部分全血细胞减少，少数髓象增生低下。病程中易并发呼吸道感染。急性白血病的整个病程中，几乎所有患者都会有不同程度的出血，40%～70%患者发病时就有出血，死于出血者占30%～40%。胃肠道黏膜尤其是口腔及肛门黏膜的白血病细胞浸润常见，主要表现为口腔黏膜溃疡、恶心、呕吐、食欲减退、腹痛、腹胀、腹泻及局部肿块等，胃肠道浸润还可发生坏死及穿孔，常见症状有消化道出血。

(三)营养代谢特点

由于白血病的病程及其治疗过程都需要消耗大量能量，加之患者常有食欲减退、进食量较少的情况，因此机体能量代谢不平衡，摄入的能量远不及消耗的能量，易出现体重下降。

白血病患者的蛋白质代谢发生改变。病情加重时，机体处于明显的负氮平衡状态，用于合成免疫调节的蛋白质不足，抗感染能力降低。

在治疗过程中，尤其是放、化疗过程中的不良反应可引起患者消化道炎症和功能紊乱，出现味觉改变、厌食、恶心、呕吐、便秘或腹泻，甚至出现水、电解质和酸碱平衡紊乱。

由于白血病细胞被大量破坏，血、尿中尿酸浓度升高，蓄积在肾小管,甚至出现尿酸结晶,引起患者肾小管阻塞而发生尿酸性肾病,可出现少尿和无尿。

(四)营养治疗原则

1.能 量

适当增加能量的摄入,以达到并维持理想体重。计算能量需要时,一般治疗患者应急系数按1.2左右即可,放、化疗患者则应为1.3~1.5,或可按35~40千卡/千克计算,甚至更高。

2.蛋白质

为减少或纠正机体负氮平衡状态,蛋白质供能比例可取上限,但不宜超过20%,其中优质蛋白质比例应占1/3以上。多选用富含优质蛋白质的食物,如鸡蛋、瘦肉、牛奶及其制品、大豆及其制品。

3.脂 肪

应以低脂饮食为宜,烹调方法尽量采用蒸、煮、炖的方式。

4.碳水化合物

供给足量的碳水化合物以减少蛋白质的消耗,保证蛋白质的充分利用,碳水化合物应占总能量的55%~65%。如摄入不足,可选鼻饲或静脉营养。

5.矿物质

注意富含铁、锌、铜等微量元素的食物供给。

6.维生素

补充充足的维生素,特别是维生素C和复合维生素B族。

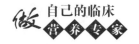

临床资料表明,70%～90%恶性肿瘤患者的体内有不同程度的维生素缺乏。

7.水

鼓励患者多饮水,每日饮水2000～3000毫升,保证每日尿量在2000毫升以上,饮水不足者可采用静脉补液。在患者胃肠道功能允许的情况下,可适当选用一些新鲜的果汁或菜汁,以保持尿液的碱性。

8.膳食纤维

保证膳食纤维的摄入,以防止便秘导致痔疮加重或诱发肛裂,增加局部感染的机会。

此外,在平衡膳食的前提下,还可多选用具有提高免疫功能和抗癌作用的食物,如海参、鱼鳔、乌龟、海带、海藻及食用真菌(如香菇、猴头菇、银耳等)。忌坚硬、油炸、辛辣刺激、生冷或变质食品及酒。食欲差者可采取少食多餐的进食方法,食物制备要细软、易消化,在烹调方法上尽量改善食物的色、香、味、形,增强患者的食欲,以达到能量需要。

第十节　　骨科外伤

骨伤后,机体局部或全身受到损害,引起机体内神经、激素与生化代谢发生复杂变化,营养需求增大。合理的饮食、足够的营养,可起到促进患者骨折愈合、缩短疗程的作用。

一、骨伤患者的分期饮食

1.骨伤前期

骨伤后 1～2 周，伤肢肿痛，气滞血瘀，胃肠功能减退。此期饮食当以活血化瘀、消肿止痛、清淡通便为主。

推荐食谱：小米粥、萝卜粥、胡萝卜炒肉、韭菜炒鸡蛋、海米炒油菜。

2.骨伤中期

骨伤后 3～4 周，伤肢肿痛减轻，但气血还不十分调和顺通，脏腑功能还不够协调、瘀血未尽、骨痂始生。此期宜选用有调和营血、健脾和胃、消肿利尿、接骨续筋的饮食。

推荐食谱：赤豆红枣粥、鲜奶粥、菠菜猪血汤、鲫鱼炖豆腐、猪蹄炖海带、鸡汤、鸽子汤、新鲜蔬菜。

3.骨伤后期

骨伤后 5 周以上，骨折端已有骨痂生长，但不坚固，肢体功能尚未完全恢复，患者体质虚弱。此期应以补气养血、调养肝肾为原则。

推荐食谱：龙眼大枣粥、八宝粥、黄芪炖乌鸡、养生参汤、鸽子汤、豆制品、动物肝肾、骨头汤、牛蹄筋、新鲜蔬菜水果。

二、营养饮食原则

1.骨折初期宜食三七、山楂、薤白、荠菜、韭菜、螃蟹等活血化瘀、消肿止痛的食物。

2.骨折中期宜食补肝肾、续筋接骨的食物，如枸杞子、杜仲等。

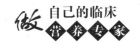

3.如骨折久不愈合者,可食紫河车、桂圆肉、黑豆、鹌鹑等补益气血、滋补肝肾类食物。

4.限制食用柑橘类水果和番茄,以防其限制钙的吸收。

5.应在饮食中包含乳酸钙和磷酸钙,注意摄取有充足的维生素D的食物。

6.要多食用含钙的食物。应睡前服用,这是钙吸收最佳时间,还有助于睡眠。

7.骨伤患者忌食醋。醋中含有3%～4%的醋酸,而醋酸又有软化骨骼及脱钙的作用。因此,骨折患者在治疗期间要尽量避免食醋。

三、骨折后的禁忌食品

1.忌盲目补充钙质

钙是构成骨骼的重要原料,有人以为骨折以后多补充钙质能加速断骨愈合。但科学研究发现,增加钙的摄入量并不能加速断骨的愈合。对于骨折患者来说,身体中并不缺乏钙质,只要根据病情和按医生嘱咐,加强功能锻炼和尽早活动,就能促进骨对钙的吸收利用,加速断骨的愈合。尤其对于骨折后卧床期间的患者,盲目地补充钙质并无裨益,还可能有害。

2.忌多吃肉骨头

有些人认为,骨折后多吃肉骨头,可使骨折早期愈合,其实不然。现代医学经过多次实践证明,骨折患者多吃肉骨头非但不能使断骨早期愈合,反而会使骨折愈合时间推迟。究其原因,是因为受损伤后骨的再生主要是依赖骨膜、骨髓的作用,而骨膜、骨髓只有在增加骨胶原的条件下,才能更好地发挥作用,而肉骨头的成分主要是磷和钙。若骨折后大量摄入磷、钙,就会促使骨质内无机质成分增高,导致骨质内有机质的比例失调,对骨折的早期愈合产生阻碍作用。但新鲜的肉骨头汤味道鲜美,有刺激食欲作用,少吃无妨。

3.忌偏食

骨折患者常伴有局部水肿、充血、出血、肌肉组织损伤等情况,机体本身对这些有抵抗、修复能力,而机体修复组织、长骨生肌、骨痂形成、化瘀消肿的原料就是各种营养素,由此可知,保证骨折顺利愈合的关键就是营养。

4.忌不消化之物

骨折患者因固定石膏或夹板而活动受限,加上伤处肿痛、精神忧郁,因此食欲往往缺乏,时有便秘。所以,食物既要营养丰富,又要容易消化及通便,忌食山芋、芋艿、糯米等易胀气或不消化食物,宜多吃水果、蔬菜。

5.忌少喝水

有些卧床骨折患者(尤其脊柱、骨盆及下肢骨折患者),行动十分不便,因此就少喝水以减少小便次数。然而如此虽小便次数减少,但更大的麻烦也产生了。如卧床患者活动少,肠蠕动减弱,再加上饮水减少,就很容易引起大便秘结。长期卧床,小便潴留,也容易诱发尿路结石和泌尿系统感染。所以,卧床骨折患者想喝水就喝,不必顾虑重重。

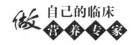

6.忌过食白糖

大量摄取白糖后,将引起葡萄糖的急剧代谢,从而产生代谢的中间物质,如丙酮酸、乳酸等,使机体呈酸性中毒状态。这时,碱性的钙、镁、钠等离子便会立即被调动参加中和作用,以防止血液出现酸性。如此,钙的大量消耗将不利于骨折患者的康复。同时,过多的白糖亦会使体内维生素 B_1 的含量减少,这是因维生素 B_1 是糖在体内转化为能量时所必需的物质。维生素 B_1 含量减少,则大大降低了神经和肌肉的活动能力,亦影响功能的恢复。因此,骨折患者忌摄食过多的白糖。

7.忌长期服三七片

骨折初期,局部发生内出血,积血淤滞,出现肿胀、疼痛,此时服用三七片能收缩局部血管,缩短凝血时间,增加凝血酶活性。但骨折整复一周以后,出血已停止,被损组织开始修复,而修复必须有大量的血液供应,若继续服用三七片,局部的血管处于收缩状态,血液运行就不畅,则对骨折愈合不利。

第七章　医生如何处理并发症

第一节　营养支持常见并发症

一、肠内营养并发症

肠内营养并发症见表7-1。

表7-1　肠内营养并发症

分类	表现	原因
胃肠道并发症	腹泻	①营养制剂选择不当 ②营养液高渗且滴速过快 ③营养液温度过低 ④严重营养不良、低蛋白血症 ⑤乳糖酶缺乏 ⑥菌群失调 ⑦胰腺疾病、胃部手术、肠道梗阻、回肠切除或广泛性肠炎的患者,易发生脂肪吸收
	恶心、呕吐	原因很多,主要有流质食物进入速度过快、过量,营养液的高渗透压等,其中胃排空障碍是最主要原因
	便秘	长期卧床,肠蠕动减弱,致使粪便在肠内滞留过久,水分被过多吸收,造成粪便干结、坚硬和排便不畅
	上消化道出血	丘脑-脑干及自主神经功能障碍,胃肠血管痉挛、黏膜坏死、发生神经源性溃疡,引起消化道出血
	腹胀与肠痉挛	输注速度过快、营养液温度过低、渗透压高等

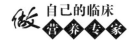

续表

分类	表现	原因
代谢并发症	水和电解质平衡紊乱	①脱水 ②高钾血症/低钾血症 ③低钠血症 ④铜、镁、钙等矿物质缺乏
	高/低血糖	合并糖尿病、高代谢状态的患者接受高热量喂养
	维生素缺乏	营养制剂配方中维生素含量较低或缺乏,肠内营养时间长
	再喂养综合征	长期饥饿后再喂养
	肝功能异常	某些病例应用要素制剂后可能发生转氨酶升高
感染并发症	吸入性肺炎	误吸导致,是最严重的并发症
	营养液污染	置管时将咽部细菌带入胃内,在胃内繁殖生长,继而导致肠炎、腹泻,甚至更为严重的全身感染
机械并发症	喂养管堵塞	管细,输注时间长,鼻饲饮食黏稠,药品研磨不细,冲管不充分
	喂养管放置不当	插管时误将喂养管置入气管或支气管内
	鼻、咽及食管损伤	长期放置粗而硬质的喂养管,压迫鼻咽部或食管壁,造成黏膜糜烂和坏死
	喂养管拔出困难	长期使用硬质喂养管,喂养管停留在胃肠壁上,并嵌入胃肠黏膜中,导致喂养管拔出困难
	喂养管移位或脱出	固定不牢或长期置管、固定导管的缝线松脱及患者意识不清、躁动不安或严重呕吐
	误吸	多由于虚弱、昏迷患者的呕吐导致
	造口并发症	造口出血和溢出胃内容物,发生腹膜炎,继而发生伤口不愈、造口旁疝等

二、肠外营养

肠外营养并发症见表7-2。

表7-2　肠外营养并发症

分　类	表　现	原　因
胃肠道并发症	胃炎/溃疡	①静脉输注氨基酸 ②胃酸分泌增加 ③胃黏膜厚度下降
	胃肠道萎缩	①缺乏肠道营养 ②缺乏机械性刺激 ③激素不正常 ④细胞能源缺乏
	肝功能不全	①输注的葡萄糖量超过肝脏处理能力 ②过度喂养,尤其是葡萄糖能量过量 ③门脉胰高血糖素/胰岛素比例改变 ④胃肠道激素模式改变 ⑤缺乏肠道营养 ⑥小肠厌氧菌生长过度
代谢并发症	高血糖	①糖尿病 ②应激、脓毒血症、休克、大创伤、高龄
	低钾血症	代谢性碱中毒、呼吸性碱中毒、营养不良、输注胰岛素及排钾药物
	酸碱失衡	失氯或二氧化碳过多、肾病、呼吸功能不全
	高碳酸血症	脓毒血症、呼吸功能不全、葡萄糖过多
	低镁血症	细胞内液转移、补镁不足
	高钾血症	代谢性酸中毒、呼吸性酸中毒、钾输入过量、肾衰竭
插管操作相关性并发症	气胸	静脉穿刺时意外吸入导管中的空气
	血胸	意外损伤胸腔内的血管,损伤胸膜顶后血液渗入胸腔
	空气栓塞	空气经开放的空针或导管进入血液

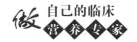

续表

分　类	表　现	原　因
插管操作相关 性并发症	乳糜胸	意外损伤胸导管
	误入动脉	误入或者损伤胸腔内动脉
	神经损伤	意外损伤静脉附近的神经
中心静脉导 管机械性 并发症	移位	静脉解剖变异、导管位于上腔静脉上部内或 　　无名静脉内 胸膜腔内压改变、机械性正压通气治疗
	堵塞	低血压、未经常规冲管、胸膜腔内压升高导 　　致静脉回流、导管外被纤维组织包裹、输 　　液管内沉淀堵塞、脂肪栓塞
	导管破裂	用小针管抽吸或注入液体、导管堵塞、暴力 　　冲管、插管技术问题
	静脉炎	置入大口径导管、置管困难
	血栓形成	血流速度降低、血管壁损伤、凝血状况改变

第二节　　并发症处理

一、腹　泻

1.观察记录

注意观察患者腹泻出现的时间,记录大便的次数、量、颜色、性状及气味,并正确留取和及时送检粪便标本。同时应做好生命体征的观察,注意末梢循环及尿量的变化,准确记录液体出入量,并给予积极的治疗和护理。

2.营养液配制保存

营养液要新鲜配制,低温保存。肠内营养液开瓶后可在常温下保存8小时,4℃下最多存放24小时,使用不超过24小时。

3.肛周皮肤护理

注意肛周皮肤的护理,每次排便后用温水清洗,切忌用力擦拭。清洗后充分暴露臀部皮肤,然后外用滋润膏或润肤油。

4.腹部护理

卧床休息,要避免腹部按摩、压迫和增高腹压等的机械性刺激,以减少肠蠕动,同时有利于减轻腹痛症状。腹部冷刺激会使肠蠕动加快,所以应注意加强腹部保暖,用热水袋热敷腹部(伴出血者禁用)等来减少肠蠕动。

5.感染性腹泻

应做好消毒隔离,工作人员接触患者后加强手部的清洁消毒,对患者的物品应单独消毒处理,预防交叉感染。

二、恶心、呕吐

1.控制营养液的浓度

营养液输注应从低浓度开始。

2.控制输注量和速度

宜从小量开始,6～7天内达到全量(1500千卡/天)。

3.保持营养液适宜的输注温度

营养液的温度应在37℃左右。

4.用药护理

某些药物应稀释后再输注。

5.避免营养液污染变质

营养液应现配现用,保持无菌,且需每天更换输注管、输液袋(或瓶)。

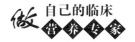

三、腹　胀

1.胃肠道减弱导致的腹胀

（1）原因：多发生在60岁以上的老年人。年龄越大，消化系统越趋于老化，消化道黏膜萎缩，胃肠道功能减弱，加之长期卧床，食物排泄慢，胃肠道菌群失调，肠道积气造成腹胀。

（2）处理：①热敷、按摩腹部，以增进胃肠蠕动，促进排便、排气，减轻腹胀。②机械刺激或针灸。通过中频脉冲电治疗或中医师针灸，1～2次/天，20分钟/次，同时遵医嘱给予胃肠动力药，增强疗效。

2.气体吸入引起的腹胀

（1）原因：①神经外科患者常有不同程度的意识障碍，可出现不同程度的舌根后坠现象，患者张口呼吸，气体经口腔直接经食管吸入胃内。②应用面罩或鼻导管进行无创性通气，气体经食管进入胃肠道。③在有创通气治疗过程中，气管导管气囊充气不足，封闭不严，气体从旁逸出至口咽部，引起吞咽反射亢进，将气体咽入胃内。

（2）处理：患者取侧卧位（侧卧位能减轻软腭下塌和患者舌根后坠的程度），尽量闭合口腔，以减少气体从口腔吸入呼吸道内。对于行气管切开的患者，气管导管套囊充气要充足，避免气体从旁逸出至口咽部而被咽入胃内。

3.低钾血症导致的腹胀

（1）原因：①利尿剂和脱水药的使用；②高渗液体的使用，特别是与糖皮质激素合用时更易发生低钾血症。缺钾可引起肠蠕动减弱;③吞咽障碍、长期禁食等导致钾的摄入不足。

（2）处理:①立即减量或停药,并严密监测血钾浓度;②根据低钾血症的严重程度给予口服或静脉补钾,当血钾浓度低于3.0～3.5毫摩尔/升时,可在利尿药停用或减量的同时口服钾制剂。

4.胃肠道功能紊乱导致的腹胀

处理:①鼓励患者进食纤维丰富的食物,保持大便通畅。②遵医嘱给予增强胃动力的药物,如多潘立酮。③恢复期间给予患者被动运动。

5.鼻饲方法不当导致的腹胀

（1）原因:①鼻饲物的温度低;②鼻饲时未回抽,未检查胃肠道消化情况及胃内是否有残存气体;③鼻饲操作不当,使气体与鼻饲液同时经胃管注入胃内。

（2）处理:①合理胃肠营养,适当减少摄食量,待腹胀缓解后可增加食物摄入量至正常需要量;②注意鼻饲液温度,一般使鼻饲液温度在38～40℃;③每次鼻饲前回抽测定有无残留食物,如残留超过50毫升则延迟半小时后灌食,超过100毫升即暂停鼻饲;④每次灌注鼻饲液时应排尽注射器内的气体后再注入胃内;⑤鼻饲时及鼻饲后1小时内适当抬高床头30°～40°,使气体经食管自然排出。

四、便　秘

1.心理护理

排便是通过神经反射来完成的。焦虑、恐惧和悲观失望等

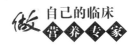

因素均可造成便秘。因此,护士要关心、安慰患者,向患者讲解有关的疾病知识,解释便秘对身体和疾病的不良影响及用力排便可能造成的不良后果,使患者能正确对待,安心休养,配合治疗与护理。

2.饮食护理

向患者及家属讲明饮食与排便、饮食与疾病康复的关系,根据病情制订合理的饮食计划,请患者及家属配合。增加脂肪、高纤维素食物和水的摄入,有助于防止便秘的发生。高纤维素饮食可使大便维持一定的体积并成形。为维持成人正常排便,食物纤维摄入量应为20克/天。脂肪食物可使大便柔滑,其所含的脂肪酸可刺激肠道平滑肌而使肠蠕动加快。鼓励患者多饮水,保证每日液体摄入量在2～3升,睡前喝一杯蜂蜜水或清晨空腹饮一杯淡盐开水均有助于通便。香蕉、食物纤维饮料及水果、蔬菜(如笋类)、麦片、麸皮等多纤维食物,均有促进排便的作用。忌食烈酒、浓茶、咖啡、蒜、辣椒等刺激性食物,少吃荤腥厚味的食物。

3.排便的时间和环境的护理

指导患者有规律地生活,注意养成良好的排便习惯,嘱患者尽可能在每日早餐后排便。因早餐后易引起胃-结肠反射,此时训练排便易建立条件反射,即使无便意,也应坚持每日去厕所蹲10～20分钟,日久便可建立定时排便的习惯。排便时要集中注意力,不要在厕所里看书报、抽烟或思考问题。嘱患者平时有便意时不要克制和忍耐,要立即去排便。为患者提供隐蔽

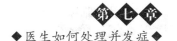

的排便环境,对在床上排便的患者要做好其心理护理,保护患者的隐私,处理好排泄物和臭味,便器的保温、舒适物品的应用都要适合患者。

4.保持一定的活动量

适当地增加运动量,可促进直肠供血及肠蠕动,因而有利于排便。运动的内容和方法应根据性别和体力等情况综合考虑,如跑步、跳绳等。对卧床的患者要定时给予腹部按摩,由护士操作或指导患者自己进行,按摩时可用双手示指(食指)、中指、无名指重叠在腹部,按肠走行方向,由升结肠向横结肠、降结肠至乙状结肠做顺时针环行按摩,每日2~3次,每次15~20分钟,可起到刺激肠蠕动、帮助排便的作用。另外,做便秘医疗体操和便秘腹式呼吸运动也可帮助排便。

5.导泻药物的应用

对长期卧床患者应给予作用温和的轻泻剂,如酚酞片(每晚2片)、通便灵(2天/次,每次2粒)或开塞露(40毫升,塞肛),而用开塞露灌肠效果更好。将125毫升20%甘露醇注射液与125毫升白开水混匀后,分2次服完,间隔1小时,对便秘的治疗效果好。西沙比利5~10毫克,3天/次,口服,可以增加胃肠蠕动。对心脏疾病患者,可根据排便的情况,适当应用轻泻剂;对有脏器衰竭的患者,尤其是呼吸衰竭的患者,护士应尽力协助其排便,必要时给予强心剂和呼吸兴奋剂,以免发生危险;对各种原因造成的高血压患者,当舒张压超过14.67千帕(kPa)时应配合小剂量轻泻剂进行治疗。对腹部疼痛诊断未明的患者不

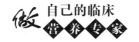

可随意使用泻药,对极度衰弱、脱水、机械性肠梗阻、妊娠末期、伤寒、腹部炎症等患者,导泻药均属禁忌。

6.灌肠、人工掏便的护理

当直肠内有硬结样便块时,应用灌肠、人工掏便效果较好。掏便时要了解肛门的解剖和生理,因物理刺激易引起出血。取便时,协助患者侧卧屈腿,戴乳胶手套,在示指上涂抹肥皂水或液状石蜡等润滑油,缓慢伸入患者肛门慢慢取出粪石,动作要轻柔,以免损伤肠黏膜。灌肠常用溶液为0.1%或0.2%肥皂水、甘油等。顽固性便秘可用1,2,3灌肠液(50%硫酸镁30毫升,甘油60毫升,温开水90毫升)灌肠,可促进顺利排便,但不能长时间滥用泻药或灌肠,否则可引起结肠痉挛性便秘、消化功能紊乱。

7.其他护理方法

慢性便秘患者在肌电图指导下进行生物反馈训练可取得良好效果。推拿、按摩腹部,同时指导配合意念诱导,可提高机体对外来刺激信息的敏感性,调节胃肠蠕动作用而促进排便。运用穴位按摩可治疗习惯性便秘。

五、脱　水

脱水常见为高渗性脱水。注意口渴症状及程度、液体出入量的平衡、血生化检测(电解质的变化)。

六、高血糖症

高血糖症主要见于糖尿病或胰岛素相对不足。

处理:监测血、尿糖,静脉输注生理盐水,使用适量胰岛素或降糖药物。

七、吸入性肺炎预防

1.床头抬高30°～45°,半卧位或坐卧位。

2.重力滴注或泵控制,持续匀速输注。

3.肠内营养从低浓度开始,在患者适应后逐步加量至全量。

4.检查有无胃潴留表现:如无胃潴留,则上腹围测定值比基础大8～10厘米。如有胃潴留,则可采用回抽的方法。4小时后胃内潴留>200毫升。

八、误吸预防

1.输注中,床头始终需抬高30°～45°。

2.输入前及输入中应鉴别及调整喂养导管位置。

3.改用经皮内镜下胃造瘘或空肠造口置管。

4.改用较细喂养管。

5.如胃潴留有100毫升,则停止输注2～8小时,然后减慢输注速度或稀释下恢复。

九、喂养导管堵塞的预防

1.每次输注后或每输注2～8小时,用25毫升水冲洗。

2.调整管径,高黏度配方不主张用外径小于3毫米的小口径管。

3.尽可能用液体药物,经管给药前后均要用25毫升水冲

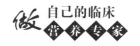

洗,以防堵塞。

4.停止鼻胃管饲入,调整管大小及位置,改用经皮内镜下胃造瘘或空肠造口置管。

十、肠内营养的护理

1.严密监测患者水、电解质变化。

2.预防喂养管堵塞。

3.经喂养管给药前后应冲洗导管。

4.无菌配方,浓度正确。

5.营养制剂温度适宜。

6.注意观察患者的反应,早期发现、早期处理。

7.输注管使用后应冲洗,24小时更换一次。

8.发现有导管位置改变时,可用X线检查。

9.经常评定患者营养状况。

10.输注过程中患者取30°～40°体位。

11.正确调节速度。

12.心理护理。

附录一　　食物成分交换份法

食物成分交换份法见附表1-1～附表1-6。

附表1-1　　主食类（谷类）

重 量	食物举例
25克	大米、籼米、小米、干玉米、绿豆、赤豆、芸豆、苏打、饼干、面粉、通心粉、荞麦面、干粉条、藕粉
30克	切面
35克	咸面包
37.5克	咸面包
75克	慈姑
125克	山药、土豆、藕、芋艿
150克	荸荠
300克	凉粉

注：1个主食类食物交换份可产生90千卡能量，其中碳水化合物19克，蛋白质2克，脂肪0.5克。

附表1-2　　蔬菜类

重 量	食物举例
100克	豌豆
200克	蒜苗、胡萝卜、洋葱
250克	荷兰豆、扁豆、豇豆、四季豆、西兰花
350克	马兰头、油菜、南瓜、甜椒、萝卜、茭白、豆苗、丝瓜
500克	白菜、青菜、鸡毛菜、菠菜、芹菜、韭菜、莴笋、西葫芦、冬瓜、黄瓜、苦瓜、茄子、番茄、绿豆芽、花菜、鲜蘑菇、金瓜、菜瓜、竹笋、鲜海带

注：1个蔬菜类食物交换份可产生80千卡能量，其中碳水化合物15克，蛋白质2克。

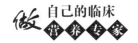

附表1-3　　水果类

重　量	食物举例
100克	鲜枣
125克	柿子、鲜荔枝
200克	橙、橘子、苹果、猕猴桃、菠萝、李子、桃子、樱桃
225克	柚子、枇杷
250克	鸭梨、杏、柠檬
300克	草莓、阳桃
750克	西瓜

注:1个水果类食物交换份可产生90千卡能量,其中碳水化合物21克,蛋白质1克。

附表1-4　　鱼肉类(含豆制品)

重　量	食物举例
15克	猪肋条肉
20克	太仓肉松、瘦香肠
25克	瘦猪肉、猪大排、猪肝、猪小排
50克	鸡肉、鸭肉、瘦牛肉、瘦羊肉、猪舌、鸽肉、鲳鱼、鲢鱼、豆腐干、香干
55克	鸡蛋、鸭蛋(中等大小)
70克	猪肚、猪心
75克	黄鱼、带鱼、鲫鱼、青鱼、青蟹
100克	鹌鹑、河虾、牡蛎、蛤蜊肉、兔肉、淡菜、目鱼、鱿鱼、老豆腐
200克	河蚌、豆腐、豆腐脑

注:1个鱼肉类食物交换份可产生80千卡能量,其中蛋白质9克,脂肪5克。

附表1-5　　乳类（含乳或豆类）

重　　量	食物举例
15克	全脂奶粉
20克	豆浆粉、干黄豆
25克	脱脂奶粉
100毫升	酸牛奶、淡全脂牛奶
200毫升	豆浆

注：1个乳类或豆类食物交换份可产生90千卡能量，其中碳水化合物6克，蛋白质4克，脂肪5克。

附表1-6　　油脂类

重　　量	食物举例
9克	豆油、菜油、麻油、花生油
12克	核桃仁
15克	花生米、杏仁、芝麻酱、松子
30克	葵花籽、南瓜子

注：1个油脂类食物交换份可产生80千卡能量，其中脂肪9克。

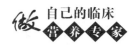

附录二　　常用肠内营养制剂

常用肠内营养制剂见附表2-1～附表2-6。

附表2-1　　整蛋白型肠内营养（粉剂）100克

名　称	能全素	安　素
能量（千卡）	462	450
蛋白质（克）	18.5	15.9
碳水化合物（克）	56.4	60.7
脂肪（克）	18.2	15.9
纤维素（克）	0	0
钠（毫克）	467	360
钾（毫克）	702	670
叶酸（微克）	124	200

附表2-2　　整蛋白型肠内营养乳剂（普通型）100毫升

名　称	能全力1.5	佳维体	瑞　高	瑞　先
能量（千卡）	150	105	150	150
蛋白质（克）	6.0	4.0	7.5	5.6
碳水化合物（克）	18.5	14.1	17	18.8
脂肪（克）	5.8	3.5	5.8	5.8
纤维素（克）	1.5	1.1	0	2.0
钠（毫克）	134	93	120	100
钾（毫克）	201	157	234	207
叶酸（微克）	40	27	13	—

附表2-3　　整蛋白型肠内营养乳剂(糖尿病专用型)100毫升

名　称	康全力	伊力佳	瑞　代
能量(千卡)	75	99	90
蛋白质(克)	3.2	4.2	3.4
碳水化合物(克)	8.4	8.1	12.0
脂肪(克)	3.2	5.4	3.2
纤维素(克)	1.5	1.4	1.5
钠(毫克)	75	93	63
钾(毫克)	113	130	107
叶酸(微克)	29	42	10

附表2-4　　整蛋白型肠内营养乳剂(肿瘤专用型)100毫升

名　称	瑞　能
能量(千卡)	130
蛋白质(克)	5.9
碳水化合物(克)	10.4
脂肪(克)	7.2
纤维素(克)	1.3
钠(毫克)	80
钾(毫克)	172
叶酸(微克)	13

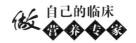

附表2-5　　整蛋白型肠内营养乳剂(无膳食纤维型)100毫升

名　　称	瑞　素
能量(千卡)	100
蛋白质(克)	3.8
碳水化合物(克)	13.8
脂肪(克)	3.4
纤维素(克)	0
钠(毫克)	75
钾(毫克)	125
叶酸(微克)	10

附表2-6　　肠内营养乳剂(短肽型)100毫升

名　　称	百普力
能量(千卡)	100
蛋白质(克)	4.0
碳水化合物(克)	17.6
脂肪(克)	1.7
纤维素(克)	0
钠(毫克)	100
钾(毫克)	150
叶酸(微克)	27

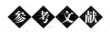

参考文献

1.Bozzetti F. Surgery in the elderly: The role of nutritional support[J]. Clin Nutr, 2001, 20(2): 103-116.

2.Bruno V, Philip J, Yves G, et al. Mini nutritional assessment: Research and practice in the elderly[M]. Basel Switzerland S.Karger AG,1999.

3.Sobotka L. Nutritional support in neonatology[M]. Basics in Clinical Nutrition. 3rd ed. Galen Semily (Czech Republic), 2004.

4.Jiang H, Jiang ZM. Does Hypocaloric parenteral nutrition better for post- operative patient: A systematic review of the evidence with available clinical trials[J]. JPEN, 2003, 27(3): 225-232.

5.Dudrick SJ, Kavic SM. Hepatobiliary nutrition: History and future[J]. J Hepatobiliary Pancreat Surg, 2002, 9: 459-468.

6.Goonetilleke KS, Hathurusinghe HR, Burden S, et al. Nutritional and anthropometric assessment of the scope for dietary optimization during staging prior to pancreaticoduodenectomy[J]. JOP, 2008, 9: 415-421.

7.Phillips M, Lordan JT, Menezes N, et al. Feeding patients following pancreaticoduodenectomy: A UK national survey[J]. Ann R Coll Surg Engl, 2009, 91: 385-388.

8.Grass F, Cerantola Y, Schafer M, et al. Perioperative nutri-

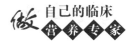

tion is still a surgical orphan: Results of a Swiss-Austrian survey [J]. Eur J Clin Nutr, 2011, 65：642-647.

9.Sriram K, Stroger JH, Mizock BA. Critical care nutrition：Are the skeletons still in the closet?[J].Crit Care Med, 2010, 38：690-691.

10.Cahill NE, Heyland DK. Bridging the guideline-practice gap in critical care nutrition: A review of guideline implementation studies[J]. J Parenter Enteral Nutr, 2010, 34: 653-659.

11.International Association of Pancreatology & American Pancreatic Association. Recommended guildlines for the management of acute pancreatitis[J]. Pancreatology, 2013（13）: e1-e15.

12.American Society for Parenteral and Enteral Nutrition（AS-PEN）. International consensus guidelines for nutrition therapy in pancreatitis 2012 . J Parenter Enteral Nutr, 2012, 36（3）: 284-291.

13.FOOD Trial Collaboration. Poor nutritional status on admission predicts poor outcomes after stroke: Observational data from the FOOD trial[J]. Stroke, 2003, 34（3）: 1450-1456.

14.Dennis MS, Lewis SC, Warlow C, et al. Effect of timing and method of enteral tube feeding for dysphagic strokepatients （FOOD）: A multicentre randomised controlled trial[J]. Lancet, 2005, 365（9461）: 764-772.

15. Katznelson L, Laws ER Jr, Melmed S,et al. Acromegaly: An Endocrine Society clinical guideline. J Clin Endocrinol Metab, 2014, 99（11）: 3933-3951.

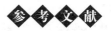

16.Franisxo J. Hyperglycemia during total parenteral nutrition: An important marker of poor outcome and mortality in hospitalized patients[J]. Diabetes Care, 2010, 4(33): S38-S40.

17.McMahon MM. ASPEN clinical guidelines: Nutrition support of adult patients with hyperglycemia[J]. J Parenter Enteral Nutr, 2013, 37: 23.

18. Marinos. Enteral nutritional support and use of diabetes-specific formulas for patients with diabetes[J]. Diabetes Care, 2005(28).

19.Weimann A, Braga M, Harsanyi L, et al. ESPEN guidelines on enteral nutrition: Surgery including organ transplantation [J]. Clin Nutr, 2006, 25(2): 224-244.

20.Braga M, Ljungqvist O, Soeters P, et al. ESPEN guidelines on parenteral nutrition: Surgery[J]. Clin Nutr, 2009, 28(4): 378-386.

21.Braga M, Gianotti L, Vignali A, et al. Preoperative oral arginine and n-3 fatty acid supplementation improves the immunometabolic host response and outcome after colorectal resection for cancer [J]. Surgery, 2002, 132(5): 805-814.

22.Bozzetti F, Arends J, Lundholm K, et al. ESPEN guidelines on parenteral nutrition: Non-surgical oncology[J]. Clin Nutr, 2009, 28(4): 445-454.

23.August DA, Huhmann MB. ASPEN clinical guidelines: Nutrition support therapy during adult anticancer treatment and in

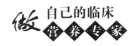
hematopoietic cell transplantation[J]. JPEN J Parenter Enteral Nutr, 2009, 33（5）: 472-500.

24.Scolapio JS, Fleming CR, Kelly DG, et al. Survival of home parenteral nutrition-treated patients: 20 years of experience at the Mayo Clinic[J]. Mayo Clin Proc, 1999, 74（3）: 217-222.

25.Colasanto JM, Prasad P, Nash MA, et al. Nutrition support of patients undergoing radiation therapy for head and neck cancer [J]. Qncology, 2005, 19（3）: 371-379.

26.Fearon KC, Voss AC, Hustead DS. Definition of cancer cachexia: Effect of weight loss, reduced food intake, and systemic inflammation on functional status and prognosis[J]. Clin Nutr, 2006, 83（6）: 1345-1350.

27.Lundholm K, Daneryd P, Bosaeus I, et al. Palliative nutritional intervention in addition to cyclooxygenase and erythropoietin treatment for patients with malignant disease: Effects on survival, metabolism, and function[J]. Cancer, 2004, 100（9）:1967-1977.

28.Pang WW, Schrier SL. Anemia in the elderly[J]. Curr Opin Hematol, 2012, 19（3）: 133-140.

29.朱莹.急诊科留院观察老年患者营养状况调查[J].岭南急诊医学杂志,2006,11（2）:105-106.

30.葛声,蔡东联,唐彦,等.采用主成分分析法对糖尿病住院患者营养状况综合评价[J].中国临床营养杂志,2005,13（5）: 285-288.

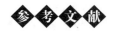

31. 陈仁享. 现代临床营养学[M]. 北京: 人民军医出版社, 1996.

32. 邹绚雷. MNA及SGA在老年营养评估中的应用[J]. 医学临床研究, 2006, 23(9): 1451-1453.

33. 陆惠华. 首届国际老年衰老与营养学术大会会议简要[J]. 老年医学与保健, 2001, 7(3): 157.

34. 王庆华, 刘化侠, 周希环, 等. 住院老年患者营养评估方法的研究进展[J]. 护理研究, 2005, 19(7): 1143-1146.

35. 中华医学会肠外肠内营养学分会老年营养治疗学组. 老年患者肠外肠内营养治疗中国专家共识[J]. 中华老年医学杂志, 2013, 32(9): 913-929.

36. 万燕萍, 沈婉蓉, 汤庆娅, 等. 肠外营养支持在老年患者中的临床应用[J]. 肠外与肠内营养, 2000, 7(3): 125-127.

37. 黎介寿. 营养支持治疗指南的"读"与"用"[J]. 肠外与肠内营养, 2011, 18: 65-67.

38. 中华医学会. 临床诊疗指南: 肠外肠内营养学分册[M]. 北京: 人民卫生出版社, 2008.

39. 中华医学会消化病学分会胰腺疾病学组. 2013中国急性胰腺炎诊治指南[J]. 中国实用内科杂志, 2013, 33(7): 530-535.

40. 蒋朱明, 陈伟, 朱赛楠, 等. 中国东、中、西部大城市三甲医院营养不良(营养不足)、营养风险发生率及营养支持应用状况调查[J]. 中国临床营养杂志, 2008, 16: 335-338.

41. 宿英英. 神经系统疾病肠内营养支持操作规范共识[J]. 中华神经科杂志, 2011, 44(11): 787-791.

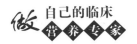

42.王拥军,赵性泉,王少石,等.卒中患者吞咽障碍和营养管理的中国专家共识(2013版)[J].中国卒中杂志,2013,8(12):973-983.

43.陈灏珠.实用内科学[M].北京:人民卫生出版社.2009.

44.高秀林,蒋朱明.糖尿病患者的肠内营养支持与血糖控制[J].中国临床营养杂志,2001,9(3):178-181.

45.汪成.糖尿病患者营养支持治疗的研究进展[J].肠外与肠内营养,2013,1(20):55-57.

46.孙若飞.糖尿病患者肠内营养支持研究述略[J].2013,3(40):110-111.

47.吴国豪.糖尿病病人的营养支持[J].肠外与肠内营养,2003,7(10):188-190.

48.吴晓娜.糖尿病患者的肠内营养[J].实用医院临床杂志,2004,10(1):84-83.

49.中华医学会糖尿病学分会,中国医师协会营养医师专业委员会.中国糖尿病医学营养治疗指南[M].北京:人民军医出版社,2010.

50.中华外科学会临床营养支持学组.临床肠内及肠外营养操作指南(草案).2004.

51.中华医学会.临床诊疗指南:肠外肠内营养学分册(2006版)[M].北京:人民卫生出版社,2006.

52.曹伟新.老年恶性肿瘤患者的营养支持策略[J].中华信息导报,2010,25(13):20-21.

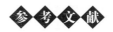

53.詹文华,蒋朱明,唐云,等.低氮低热量肠外营养对胃手术后患者结局的影响:120例随机对照中心临床研究[J].中华医学杂志,2007,87(25):1729-1733.

54.江华,蒋朱明,罗斌,等.免疫肠内营养用于临床营养治疗的证据:中英文文献的系统评价[J].中国医学科学院学报,2002,24(6):552-558.

55.黎介寿.重症患者营养治疗个体化的思考[J].肠外与肠内营养,2009,16(4):193-194.

56.张之南,沈悌.血液病诊断及疗效标准[M].第3版.北京:科学出版社,1999.

57.顾景范,杜寿玢,郭长江.现代临床营养学[M].第2版.北京:科学出版社,2012.

58.焦广宇,蒋卓勤.临床营养学[M].第3版.北京:人民卫生出版社,2011.

59.中华医学会.维生素矿物质补充剂在营养性贫血防治中的临床应用:专家共识[J].中华临床营养杂志,2013,(5):316-319.

60.姚斌,赵丽艳.认知功能障碍与老年缺铁性贫血患者的相关性研究[J].中国临床康复,2003,(21):2944-2945.

61.中国医师协会.临床诊疗指南:临床营养科分册(2010版)[M].北京:人民军医出版社,2011.